KB252276

우리 애 몸 주물러

# 병 고치기

우리 애 몸 주물러

# 병 고치기

민족의학연구원 엮음

보리

# 어머니 손길 같은 마음으로

엄마 손은 약손이다. 그렇다. 아이는 질병이나 사고를 막을 아무런 힘과 지혜와 경험을 갖지 못한 채 세상에 얼굴을 내민다. 아기를 보듬고 젖을 물려 건강하게 길러내는 일은 엄마 몫이다. 엄마 손길만이 이 일을 해낼 수 있다. 화타나 편작과 같은 전설적인 명의들이 무더기로 몰려와도 어린 아기를 제대로 지킬 수 없다. 사랑으로 감싸고 어루만져주는 엄마 손길이 없다면 아기가 하루인들 제대로 자라날 수 있으랴.

우리는 모두 어머니의 아이들이지만 언젠가는 엄마 품을 떠날 수밖에 없다. 세상 모든 것이 지닌 운명처럼 어머니도 늙고 병들어 홀로 저승길을 가신다. 누구나 새싹으로 태어나 푸른 청춘을 살며 생명을 낳고 기르는 사이에 노인이 된다. 그 모든 '아이'들이 저마다 타고난 생명을 누리며 살아가려면 누군가는 엄마를 대신해서 보살펴주어야 한다. 그러나 우리가 사는 세상은 약손 노릇을 제대로 못 하고 있다. 약손은커녕 도리어 질병과 시름만 안기니 걱정이다.

수십 년째 신자유주의와 세계화라는 대홍수가 지구를 휩쓰는
동안 온 세상 풀뿌리들은 지치고 병들어 쓰러져간다. 이런 어려
운 때에 어머니 품처럼 따스한 손길 하나 보태려고 민족의학연구
원을 세웠다. 겉으로만 풍요롭고 화려한 세상에서 날마다 고달프
게 일하며 살아가는 사람들 앞에 약손문고를 내놓는다. 약손문고
는 남녘과 북녘의 의료 역량을 한데 모아 갈라진 생명이 하나가
되고, 흩어진 살림이 하나가 되어 온 거레가 건강을 되찾는 그 날
까지 징검다리를 놓아 갈 것이다.

우리가 젖 먹던 힘을 모으면, 아픈 배를 어루만져주던 엄마 손
길을 모으면 거레와 인류의 건강을 지키는 데 적잖이 도움이 될
수 있다고 믿는다.

윤구병
(농부·재단법인 민족의학연구원 이사장)

# 차례

# 3장 우리 아이 날마다 하는 건강 관리

# 4장 우리 아이 몸 주물러 병 고치기

1. 이 책은 중국에서 나온 《소아가정안마》, 《소아보건안마》를 중심으로 한국에서 나온
   자료들을 두루 참조해 썼다.
2. 장기나 병명은 국립국어원에서 정한 대표어를 기본으로, 흔히 쓰거나 익숙한 명칭들
   을 괄호 안에 처음에만 병기했다. 예를 들면 위팔두갈래근(이두박근), 큰창자(대장), 뇌전
   증(간질), 유행성 이하선염(볼거리) 같은 것들이다.
3. 주무르는 방법은 돌 이전과 돌 이후로 나누어 구분했다.
4. 주무르는 방법은 각 질환에 따라 겹치기도 한다.
5. 찾아보기는 병명과 치료법 중심으로 만들었다.

# 들어가는 말

**1장**

# 손길로 생명을 키운다

아이가 태어났다. 이 말은 또 하나의 우주가 생겨났다는 뜻이다. 어미, 아비에게는 어떤 아름다운 존재가 그의 우주를 채워주려고 들어왔다는 말이며, 아이에게는 그 자신의 눈부신 우주가 활짝 열렸다는 말이다.

너무 거창하게 들릴지도 모르겠다. 그러나 우주의 역사가 137억 년이라면 아이와 나의 인연의 깊이도 137억 년이다. 아니, 그보다 훨씬 더 깊다. 다만, 우리는 그만큼의 시간밖에 모르기 때문에 우리가 아는 최대의 값을 가지고 그렇게 이야기하는 것일 뿐이다. 깊이를 알 수 없는 그 인연이 만나 아이와 나는 부모 자식이 되었다. 새로운 세상의 소식을 가지고 아이와 내가 만났다. 이보다 더 거창한 일이 또 있을까. 그래서 아이와 나 사이에는 그만큼의 책임이 따른다. 한 세상의 무게가 서로에게 얹혀 있는 것이니 나와 아이는 서로 귀하게 여기고 각별히 사랑해야 한다.

이렇게 귀하고 고운 생명에게 나는 무엇을 해줄 것인가. 무엇보다 튼튼한 몸과 결 고운 마음을 만들어주어야 한다. 세상을 흥미진진하게 살아갈 좋은 재능을 발견하고 북돋아주는 것은 그 다음 차례이다. 물론 이러한 것에 앞서 단단한 몸을 가지고 태어나는 것이 중요하겠지만, 그것은 어느 누구도 마음대로 할 수 있는 일이 아니다. 아이를 갖고 낳을 때 정성을 다하는 것은 누구나 한결같지만 태어나는 아이는 그야말로 아롱이다롱이이다. 태어날 때부터 차돌처럼 야무진 아이가 있는가 하면 그렇지 못한 아이도 있다. 튼튼하게 태어났다면 고마운 일이지만 그렇지 않다고 해도 섭섭해할 일은 아니다. 오직 이 세상에 온 귀한 아이에게 단단한 바탕을 만들어주는 데 정성을 쏟으면 될 일이다. 나무는 뿌리만큼 자란다고 한다. 우리 아이가 울창한 가지와 풍성한 그늘을 만드는 큰 나무로 자라기를 바란다면 뿌리부터 살펴야 한다.

모든 생명을 섬기는 것은 정성이며, 정성스런 마음은 성실한 손길로 나타난다. 아이들은 신선한 음식을 골고루 먹고, 달게 잘 자고, 맑은 공기를 마시며 신나게 뛰어놀면 튼튼하게 자란다. 또 포근히 안아주고, 부드럽게 쓰다듬고, 좋은 말을 많이 해주고, 까르르 웃게 해주면 단단하게 자란다. 아이가 온전히 자라려면 아이의 한 몸뚱이와 아이가 서 있는 세상 구석구석에 이처럼 정성스런 손길이 닿아야 하는 것이다. 그런데 손길은 먹이고 입히고 재우고 붙잡아주는 것만을 뜻하지 않는다. 손으로 보듬고 주물러서 아이의 아픈 몸도 낫게 하기도 한다. 아픈 배를 감쪽같이 낫게 하던 엄마의 손길을 기억한다면 의심할 필요가 없다. 세상 모든 엄마의 손은 약손이다. 아이의 아픈 배를 낫게 하고 기침을 멈추게 한다. 사실 누구의 손이든 사랑이 가득 담긴 손은 모두 약손이 된다. 약손은 잡아보면 안다. 사랑하는 이의 손을 잡으면 찌르르하고 사랑의 기운이 전해진다. 그래서 손을 잡으면 마음까지 잡는 것이라고 한다. 사랑이 오가면 몸에 좋은 기운이 퍼지며 아픔도 잊게 한다.

내가 내 아이를 돌보는 데 특별한 손을 타고나야 하는 것은 아니다. 또한 꼭 엄마가 아니더라도 아이를 키우는 사람이면 누구나 엄마의 약손을 가질 수 있다. 정성스런 마음으로 조금만 공부하고 꾸준히 공력을 쌓다 보면 중국의 옛 명의인 편작扁鵲까지는 아니더라도 누구나 제법 효험 있는 약손을 가질 수 있다. 내 아이의 몸 주무르기를 두루 익혀 집집마다 독한 약 쓸 일, 비싼 영양제 먹일 일, 힘들게 병원 갈 일을 줄이게 되면 그보다 더 좋은 일이 없을 것이다. 이 책은 그런 생각을 바탕으로 만들게 되었다.

책에 실린 내용을 순서에 따라 대략 소개하면 다음과 같다. 먼저 아이 몸 주무르기에 앞서 알아두어야 할 사항으로 아이 몸의 특징에 대해, 또 주무르기에는 어떤 환경이 준비되어야 하는지에 대해 짚어보았다. 본격적인 주무르기에 들어가서는 주무르기의 여러 기법과 종류를 먼저 정리하고, 얼굴과 몸통, 팔다리의 온몸에 있는 혈자리와 자극점, 손바닥과 발바닥의 반응구역에 대해 자세히 소개했다. 여기까지가 이론에 관련된 부분이라면 다음부터는 실제 상황에 따른 주무르기를 소개하는 실전 부분이다. 처음에는 돌 이전의 아기들에게 하는 주무르기를 따로 설명했는데, 이는 '아기'와 '아이'의 주무르기가 많이 다르기 때문이다. 여기에서는 질병에 따른 주무르기보다 기저귀 체조와 같은 일상적인 건강 관리와 아기 돌보기를 위한 주무르기를 소개했다. 또 아이를 위한 주무르기 부분은 크게 두 부분으로 나뉘는데, 일상적인 건강 관리법과 병이 났을 때 할 수 있는 주무르기 방법이 그것이다. 일상적인 관리법에서는 온몸을 두루 만져주는 방법과 특별히 약한 부분을 강화시키기 위한 체질 개선 주무르기에 대해 정리했고, 이어서 질병과 증상에 따른 주무르기를 소개했다. 아이 몸 주무르기에서는 질병에 따른 주무르기법 못지않게 날마다 해주는 건강 관리법에 대한 비중이 크다. 그 이유는 아이의 몸이 예민한 만큼 변화시키기도 쉽기 때문이다. 아이 때는 환경에 따라 쉽게 병이 나기도 하고 쉽게 낫기도 하며, 어른이라면 바꾸기 힘든 체질도 노력에 따라 쉽게 바꿀 수 있다. 그런 의미에서 날마다 해주는 건강 관리법을 눈여겨 보아두자.

이와 같이 대체로 이해하기 쉬운 내용, 익히기에 어렵지 않은 방법을 모아 담았으니 머리맡에 두고 틈틈이 펼쳐보면서 손에 익히도록 하자.

# 주무르기는 힘이 세다

몸을 주물러 병을 예방하고 치유하는 것은 아주 오래전부터 해 오던 의술이다. 특히 동양에서는 의술의 중요한 부분으로 전해져 왔다. 마사지, 안마, 추나, 지압 모두 주무르기를 뜻한다. 기록에 따르면 3500년에서 4000년 전부터 주무르기로 병을 치료했다고 한다. 이렇듯 주무르기는 오랜 경험을 바탕으로 하기 때문에 효과도 좋고 안정성도 높은 치료법이다.

특히 성장기의 아이는 하루가 다르게 자라기 때문에 여기저기 사소한 탈이 많이 난다. 어느 때는 별다른 치료도 받지 않고 낫는가 하면, 금세 심각한 병으로 진행되기도 하는 등 변화무쌍한데, 이때 적당한 주무르기는 몇 첩의 보약, 몇 대의 주사보다 훨씬 효과가 좋다. 주무르기의 효과를 꼽아보면 다음과 같다.

▸ 몸을 관찰해 병증을 진단할 수 있게 해준다. 아이의 몸을 날마다 또는 며칠에 한 번씩 만져줄 때마다 기혈의 흐름이 막혀 있는지 진단한다.

▸ 근육을 풀어주어 근육 피로를 감소시키고 회복을 앞당긴다. 근육 주무르기를 통해 근육이 뭉치지 않도록 예방하고, 피로한 근육의 통증을 덜어준다.

▸ 피부 조직을 펴주고 강화한다. 땀샘과 피지선을 열어주어 체액의 순환을 돕는다.

▸ 피와 림프액 따위의 체액 순환을 촉진시켜 신진대사를 원활하게 해준다.

▸ 근육과 살갗, 뼈마디에 자극을 주어 운동신경과 반사신경 작용이 좋아지고 유연성도 높아진다.

▸ 근육과 뼈를 자극해 바른 자세를 갖도록 해준다.

▸ 반사점(압통점과 반응구역)을 자극해 불편하거나 아픈 증상을 치료해준다.

▸ 적당한 자극으로 뇌를 자극해 뇌를 발달시킨다. 집중력이 좋아지고 우울증에 도움이 되며 진정작용도 한다.

▸ 호흡기, 소화기, 비뇨기의 기능이 좋아진다.

▸ 몸과 마음에 활기를 불어넣어 신체 면역력을 높여준다.

▸ 깊은 잠을 잘 수 있게 해준다.

▸ 주무르는 사람은 사랑스러움과 책임감을 느끼고, 아이는 사랑받는다는 느낌과 자기 존중감이 생겨 정서적으로 안정되고 유대감도 생긴다.

몸을 잘 읽으면 건강하게 살 수 있다. 정신을 가다듬고 몸을 잘 살피면 몸이 평형을 잘 이루고 있는지, 어디가 무너졌는지 알 수 있다. 그러나 이것은 상당한 내공을 쌓아야 하는 일이라 우리는 몸의 신호를 놓치거나 잘못 읽기 쉽다. 그렇지만 내 아이의 경우는 조금만 노력하면 오히려 내 몸보다 더 잘 읽을 수 있다. 내 아이는 뱃속에 있을 때부터 오감五感으로 느껴온 생명이다. 낯빛, 표정, 울음소리가 평소와 다르면 금세 눈치챌 수 있다. 조금 더 신경을 쓴다면 오줌똥의 색깔과 냄새가 달라지는 것도 알 수 있다. 아이의 몸이 보내는 신호가 단순하고 즉각적이기 때문에 내 몸보다 더 잘 알 수 있는 것이다.

아이의 몸에 어떤 기운이 부족한지, 어떤 기운이 잘못 들어와 쌓였는지를 하루하루 잘 살피고, 그에 따라 아이 몸이 어떻게 달라지는지 잘 기억해두자. 주무르기는 아이가 스스로 제 몸의 균형을 찾아가는 일을 가장 잘 도울 수 있는 사람이 바로 엄마와 아빠라는 자신감을 갖는 것에서 시작된다. 다만, 섣부른 진단을 내리지 않도록 주의해야 한다. 아이들에게는 종종 경험하지 못한 증상이 나타나거나 그 증상이 예상하지 않은 방향으로 진행되기도 한다. 섣부른 진단으로 병을 키우는 낭패를 보지 않으려면 신중하게 판단해야 한다.

주무르는 것만으로 어떻게 병이 낫고 몸이 튼튼해진다는 것일까. 사람의 몸은 생명력으로 충만해 있고, 그 생명력의 에너지는 온몸을 쉬지 않고 흐른다. 그리고 그 흐름은 끊임없이 서로 이어져 있다. 전통사회에서는 우주 만물의 생명력을 '기氣'라고 했다.

기는 온몸에 뻗어 있는 무선 신경망처럼 눈에 보이지 않지만 분명한 길이 있는데, 그것이 바로 경맥經脈이다. 기와 함께 온몸을 흐르는 또 다른 생명력의 원천은 '혈(피)'이다. 혈은 낙맥(혈관이 서로 연결되어 있는 계통)을 타고 돈다. 이 둘을 합쳐서 경락經絡이라고 한다. 곧 몸의 생명력인 기혈氣血은 경락이라는 길을 따라 온몸을 끊임없이 돌고 있는 것이다. 다시 말하면 경락을 통해 온몸에 기혈이 돌고, 경락을 통해 온몸이 하나로 연결되어 있다. 그러므로 경락의 흐름이 원활하고 힘차야 몸 상태가 좋은 것이다.

이 기혈 운행에 문제가 생기면 병이 난다. 또 몸속 어딘가에 병이 나면 그곳과 연결된 경락에 이상 현상이 나타난다. 경락 위에는 이런 이상 징후가 전달되어 표가 나는 곳이 정해져 있는데, 그곳이 바로 경혈經穴이다. 경혈을 만져서 평소와 다른 느낌이 있다거나 통증이 느껴진다면 그곳과 관련된 몸 어딘가에 탈이 났다는 뜻이다. 그러므로 경락과 경혈은 몸속 사정을 밖에서도 알 수 있게 해주어 병을 진단하는 데 많은 도움이 되므로 매우 중요한 곳이다. 게다가 경락과 경혈을 만져주면 그곳과 연결되어 있는 모든 오장육부에 자극이 전해져 그 자극을 통해 약손의 기운이 전달되어 병이 낫게 된다. 경락과 경혈은 진단하는 곳이면서 동시에 치료하는 곳이기도 하다. 경락의 흐름에서 어딘가 막히고 약하거나 느려진 곳이 있다면 그와 관련된 부분뿐 아니라 온몸에 영향을 미친다. 그러므로 경락이 잘 돌 수 있게 주물러주는 일은 보약을 먹는 것과도 같다.

경락 이외에도 몸속 사정을 알 수 있는 곳이 또 있는데, 바로 손바닥과 발바닥의 반응구역과 지압점이다. 전통의학에서는 손바닥과 발바닥에 사람의 몸 전체가 오롯이 투영되어 있다고 보고, 그것을 반응구역 또는 반사구역이라고 했다. 곧 손바닥과 발바닥에는 몸의 모든 기관과 서로 감응하는 영역이 있다는 것이다.

몸이 불편하거나 병이 나면 관련되어 있는 반응구역이나 혈자리 감각이 보통때와 달라진다. 아프지 않던 곳이 아프거나 뻐근하기도 하고 감각이 없어지기도 한다. 우리 몸은 이와 같은 식으로 신호를 보내 몸속 어딘가에 탈이 났음을 알린다. 신호를 통해 맺히거나 뭉친 반응구역을 잘 풀어주면 그 치유의 기운이 경락과 기혈의 흐름을 타고 돌아 문제가 생겼던 부분을 회복시킨다. 약이나 칼을 쓰지 않고 내 손으로 주물러 몸속 병을 치유할 수 있으니, 이런 기막힌 자연 회복 치유 시스템을 두고도 쓰지 못한다면 그처럼 어리석은 일은 또 없을 것이다.

어떻게 주무를까

# 2 장

# 주무르기는
# 언제 하는 것이 좋을까

주무르기에 앞서 아이 몸에 대해 알아야 할 것이 있다. 아이의 몸은 어른 몸의 축소판이 아니라는 점이다. 어떤 아이는 어른만큼 몸집이 크지만 그렇다고 해서 어른은 아니다. 하루가 다르게 크는 아이 몸이 이미 성장을 멈춘 어른과 같을 수는 없다. 커지고, 단단해지고, 여물어가는 변화무쌍한 몸이 아이 몸이다. 그래서 아이에게는 아이만이 갖는 고유한 생리적·병리적 특성이 있다. 치료법 등이 아이와 어른은 다를 수밖에 없는 까닭이다.

단순히 몸집의 크기만으로 아이의 성숙도를 판단했다가는 실수하기 쉽다. 예를 들어 아이에게 약을 먹이면서 별 생각 없이 몸집에 따라 약을 먹이기도 한다. '아이니까 어른 양의 절반쯤 먹이면 되겠지'라거나, '몸집이 크니까 훨씬 더 많이 먹여야겠지'라고 지레짐작으로 가늠하는 경우가 있다. 물론 아무 탈 없이 넘어가는 때도 있으나 기본적으로는 위험한 생각이다. 아이는 오장육부의 기능이 아직 온전하게 자리잡지 못했기 때문에 소화, 해독, 배설하는 능력이 온전히 갖추어지지 않았다. 따라서 어른에게는 약이 되었던 것이 아이에게는 독이 될 수도 있다. 침을 놓거나 혈자리를 짚거나 안마를 하는 것도 마찬가지이다. 단순히 물리적 자극의 강도와 횟수만 줄이는 것은 옳지 않다. 혈기 넘치고 성장 속도도 빠르기 때문에 작은 자극도 온몸에 빠르고 깊게 퍼지게 된다. 또 지압점이나 혈자리가 어른과 다른 곳도 있다. 그러므로 아이 몸을 다룰 때는 조심, 또 조심해야 한다.

사랑을 담뿍 담은 신중한 주무르기는 아이를 튼튼하게 키우는 것은 물론, 좋은 교감을 통해 정서적 안정도 가져온다고 했다. 자, 이제 아이에게 손을 내밀 때이다. 처음에는 서툴고 쑥스러워도 일단 시작해 차근차근 연습해나가면 차츰 내 아이 몸에 맞춤한 약손을 만들 수 있을 것이다.


## ■ 주무르기는 언제부터 시작할까

갓 태어난 아기는 하루 종일 잠만 잔다. 가끔 깨어서 엄마 젖이나 우유를 먹고 또 잔다. 갓난아이에게는 잠을 잘 자는 것이 가장 좋은 보약이다. 이때 세지 않은 빛, 적당한 온도와 습도, 포근한 이불이면 그만이다. 아기를 자극하는 것은 좋지 않다. 옛 선조들은 문밖에 금줄을 치고 바람도 직접 쏘이지 않았는데, 이렇듯 바람도 조심해서 들였으니 안고 만지는 손길 또한 조심스러웠음을 쉽게 짐작할 수 있을 것이다. 특히 삼칠일까지는 아기 몸을 함부로 만지는 것은 별로 좋지 않다. 만지더라도 젖을 줄 때나 기저귀를 갈 때, 목욕시킬 때 놀라지 않게 보듬어주는 정도가 좋다. 혹시 아파 보이거나 심하게 칭얼대더라도 치료 목적으로 누르거나 주무르는 것은 권장할 만한 일이 못 된다. 그보다는 오히려 아기를 키운 경험이 있는 어른이나 이웃, 의사의 도움을 청하는 것이 좋다.

삼칠일이 지나 아기가 깨어 있는 시간이 늘어나고, 꽁꽁 싸맸던 포대기를 답답해하며 손발을 버둥거린다면 아기 마사지를 시작해도 좋다. 아기 마사지는 태어난 지 한 달 뒤부터 시작해 걸음마를 할 때까지 해주면 좋다. 이때는 아기가 자기 몸을 쓰기 시작하는 때이다. 손발을 움직이고 고개를 세우며 뒤집거나 앉기도 한다. 성장이 매우 빠른 시기인만큼 엄마 아빠의 부드러운 손길로 근육의 피로도 풀어주고, 온몸의 기혈 순환을 도와주도록 하자.

무엇보다도 이 시기에는 엄마 아빠와 눈을 맞추면서 살을 맞대는 것 자체가 아이의 평생 건강을 돕는 일이 된다. 아이는 기분 좋은 자극을 통해 오감을 활짝 엶과 동시에 단단한 정서적 유대감을 갖게 된다. 이때 형성된 몸과 마음의 행복한 느낌은 평생 동안 아이의 인성에 매우 중요한 영향을 미친다고 한다. 또 이때부터는 아픈 아기의 치료나 증상 완화에 지압이나 마사지가 요긴하게 쓰이기 시작한다.

돌이 지나고부터는 본격적으로 경혈이나 지압점 자극, 주무르기를 통해 일상적인 건강 관리와 질병의 치료효과를 얻을 수 있다. 다섯 살이 넘으면 아기 마사지에서 쓰는 경혈이나 지압점 외에도 어른 마사지법 가운데 일부분을 함께 쓸 수 있다. 이때는 아이들의 운동량도 많고 몸도 쑥쑥 자란다. 그렇지만 면역력이나 오장육부의 기능이 단단히 갖추어지지 않았으므로 다치거나 아플 때가 많다. 이때 몸 주무르기는 요긴한 건강 관리법이 되어줄 것이다.

## ■ 언제, 얼마나 주무를까

몸 주무르기는 아이와 엄마가 안정되고 편안한 시간에 하도록 한다. 다만, 아무 때나 하는 것보다는 일정한 시간을 정해놓고 꾸준히 하는 것이 좋다. 잠자리에 들기 전이나 오전에 한 번씩 하는 것이 좋은데, 이때가 몸과 마음이 편안해 주무르기 효과가 크기 때문이다. 주무르기를 오전에 하면 생기를 불어넣는 데 도움이 될 것이고, 잠자리에 들기 전이라면 몸의 피로를 풀어 깊은 잠을 자는 데 도움이 될 것이다. 또 치료 목적이라면 아침과 점심 사이에 하는 것이 좋고, 아이의 상태에 따라 오후에 한 번 더 해주어도 좋다. 그렇지만 아이가 많이 아파할 때에는 한밤중이나 이른 새벽이라도 주물러주도록 한다. 배가 고프거나 너무 부를 때는 피해야 하는데, 대체로 밥을 먹은 지 1시간은 지나야 무리가 없다.

평소 몸을 튼튼히 하고 성장을 돕기 위한 목적이라면 하루에 한 번, 10분에서 20분 사이가 적당하다. 시간이 너무 짧으면 효과가 적을 것이고, 길면 아이가 지치거나 몸에 무리를 줄 수도 있다. 하루 중 일정한 때, 일정한 시간 동안 꾸준히 해주는 것이 가장 좋다. 그러나 꼭 날마다 해야 한다는 생각에 얽매일 필요는 없다. 닷새쯤 주무르기를 했다면 하루나 이틀은 쉬는 것이 좋다. 특히 병의 치료를 위해서 특정 부위를 주무르는 경우라면 닷새나 엿새쯤 주무르고 하루나 이틀은 쉬었다 다시 하는 것이 좋다.

주무르기는 자극의 종류에 따라 횟수와 시간, 세기가 달라진다. 누르기, 비비기와 같은 약한 자극은 한 번에 200~300번까지 해도 되지만, 꼬집기나 쥐기 같은 강한 자극은 다섯 번 이내로 하는 것이 적당하다. 좁은 부위를 센 힘으로 자극할 때는 두세 번 정도면 충분하고, 쓰다듬듯이 부드럽고 약한 자극이라면 그보다 훨씬 많이 해도 괜찮다. 혈자리를 지압할 때는 한 곳의 부위를 누르는 데 2분 정도를 넘지 않도록 한다. 또 문지르거나 비비는 동작은 1분에 50~100번까지의 빠르기로 한다.

자극은 강약과 장단이 적당히 섞여야 한다. 너무 센 자극만 계속하는 것도, 너무 약한 자극만 이어가는 것도 좋지 않다. 짧고 끊어지는 자극만 계속하거나 긴 자극만 이어가는 것도 좋지 않다. 부드럽되 간지러워서는 안 되고, 세더라도 뱃속이나 뼛속까지 충격을 줄 정도로 해서는 안 된다. 또한 사람의 몸은 좌우 대칭인데, 경락이나 혈자리도 거의 대칭이다. 그러므로 양쪽 모두 주물러주는 것이 원칙이다. 아이는 어릴수록 빨리 싫증을 내기 때문에 너무 욕심 부리지 말고 아이가 받아들이는 정도에 따라 강약과 장단을 조절하도록 한다. 일단 시작해보면 곧 아이 스스로 자신에게 맞는 자극의 정도를 찾아낼 것이다.

주무르는 동안에도 아이를 잘 관찰해야 한다. 조곤조곤 이야기를 하거나 가벼운 대화를 나눠도 좋다. 갑자기 아이가 몸을 뒤치거나 움찔하는 곳이 있다면 일단 주무르기를 멈추고 왜 그런지 살피면서 아이에게 물어보아야 한다. 아이가 긴장해 근육이 많이 굳어 있거나 기혈의 흐름이 좋지 않아 통증이 있을 수도 있다. 이럴 때는 강도를 약하게 해 다시 시도해본다. 단지 몸의 어느 부위에 닿는 느낌을 유난히 싫어할 수도 있는데, 그때는 아이의 뜻을 존중해 억지로 주무르지 않는 것이 좋다.

주무르기가 끝난 다음에는 그 자세 그대로 잠시 있게 한다. 이는 호흡도 가다듬고, 북돋은 기운이 온몸에 퍼져 잘 간직되게 몸과 마음을 정리하는 것이다. 그런 다음 아이를 꼭 안아주거나 손을 잡아주고 마무리한다. 음식은 바로 먹이지 않는 것이 좋다. 따뜻한 물이나 차를 충분히 마시게 하는 것은 좋지만, 위에 부담이 되는 음식은 먹이지 않도록 한다. 또 한두 시간 내에는 목욕도 시키지 않는 것이 좋다.


### 주무르면 안 될 때!

때에 따라서는 주무르기를 신중하게 하거나 아예 하지 말아야 할 때가 있다. 아이가 아픈데 그 원인을 확실히 모를 때에는 신중해야 한다. 아이가 아프다고 무조건 붙잡고 주물렀다가는 오히려 상황을 더 악화시킬 수 있다. 특히 상처를 입어 피가 나고 있을 때 잘못 만지면 과다출혈로 아이가 위험에 빠질 수 있다. 확신이 서지 않는다면 주무르기를 하지 않거나 통증을 덜어주는 정도에서 그치는 것이 가장 좋다. 아픈 이유를 잘 모를 때, 너무 심하게 아플 때, 증세가 빠르게 변할 때에는 반드시 의사에게 보인 다음 주무르기를 할지 결정해야 한다. 특정 부위가 찌르는 것처럼 아프다고 할 때도 먼저 병원에 가야 한다.

대체로 아이들은 적당한 자극에는 몸과 마음을 편안하게 내맡긴다. 아이가 몸을 움츠리거나 뻣뻣하게 뻗칠 때, 짜증을 내며 벗어나려고 할 때는 주무르는 힘을 조절하거나 잠시 쉬도록 한다. 아이가 주무르는 손을 심하게 밀어낼 때도 억지로 하지 말아야 한다. 기분이 몹시 나쁠 때는 몸이 많이 예민해져 자극에 과민한 반응을 보일 수도 있다. 또 몸이 굳어 있기 때문에 필요 이상으로 정상적이지 않은 힘이 가해질 수도 있다. 같은 자극이라도 아이의 상태에 따라 어느 때는 불쾌한 자극이 되고, 어느 때는 상쾌한 자극이 되기도 한다. 주무르기가 끝난 뒤 살갗에 멍이 들었다면 지나치게 힘을 준 것이므로 더 가볍게 해야 한다. 너무 당연한 말이지만 아이가 잠이 들었거나 잠에서 덜 깼을 때도 피해야 한다. 졸릴 때도 피하는 것이 좋지만 때로는 잠을 재우는 데 도움이 되기도 한다. 아이가 배가 고플 때나 부를 때 모두 좋지 않다.


### 주무르기를 삼가야 할 때
▸급성 전염병이나 심한 열, 종양, 출혈이 있을 때
▸피부에 상처가 있거나 데어서 벗겨졌을 때
▸피부 염증이 넓고 심할 때

▸ 예방주사를 맞았을 때(하루 정도 쉰다)

▸ 크게 접질렸거나 넘어졌을 때(아이 상태를 관찰해 골절이나 탈구가 의심스러울 때는 즉시 병원에 데려간다)

## 지압을 하면 안 되는 부위

▸ 상처가 있거나 헌 곳, 데인 곳은 주무르지 않는다.

▸ 외상이 있거나 타박상을 입은 곳, 피부병이 있는 곳은 만지지 않는다.

▸ 등뼈 위의 돌출된 부분은 지압하지 않는다.

▸ 눈동자도 직접 지압하지 않는다.

▸ 음부도 삼간다.

▸ 얼굴, 목, 가슴(특히 허리 가까운 곳의 갈비뼈와 명치 부분), 배 부위는 힘을 세게 주면 위험하므로 각별히 주의한다.

## ■ 주무르기 준비

주무르기를 하는 방은 따뜻하게 하고, 차가운 바람이 들어오지 않는지 살핀다. 밝은 곳이어야 하지만 직사광선이 내리쬐는 곳은 피한다. 자극적인 주변 환경은 아이를 예민하고 피곤하게 만든다. 주무르는 부위는 되도록 잘 보여야 하므로 아이의 옷을 벗기거나 얇은 옷을 입힌다. 이 때문에 주무르는 동안 아이의 체온이 내려갈 수도 있으므로 가벼운 담요나 이불로 주무르지 않는 곳을 덮어준다. 마실 물도 따뜻하게 준비한다.

주무를 때는 아이와 엄마 모두 편안한 자세를 취한다. 어느 부위를 주무를 것인지, 또 어떤 방법으로 주무를 것인지에 따라서 앉거나 누워서 할 수도 있다. 아이가 어리면 당연히 눕혀서 해야겠지만, 조금 큰 아이라면 앉아서 할 수도 있다. 어떤 자세를 고집할 필요는 없다. 아이가 편안하게 여기는 자세가 가장 좋은 자세이다. 바닥은 딱딱하지 않고 적당히 푹신한 것이 좋으며, 윤활제를 바르기도 하므로 바닥에 깨끗한 수건을 깔도록 한다.

주무르기를 시작할 때 아이에게 어떻게 몸을 만져주면 좋을지 먼저 물어보자. 자신의 생각을 이야기할 줄 아는 아이라면 충분히 대답할 수 있다. 싫다고 할 때는 억지로 하려고 하지 말고, 왜 싫다고 하는지 세심히 살펴보아야 한다. 처음에는 낯설어서 싫다고 할 수도 있다. 이때는 조금씩 시작해 천천히 시간과 강도를 늘려간다. 아이가 어떤 곳이 특별히 아프거나 불편해 손길을 거부할 수도 있으므로 그런 것은 아닌지 물어보고 살펴보아야 한다.

주무르기는 행복한 시간이어야 한다. 엄마는 정성스런 마음과 손길로 주무르고, 아이는 즐거운 마음으로 기꺼이 몸을 내맡겨야 한다. 아이에게 "네 몸이 튼튼해지라고 만져주려는데 받아보지 않으련?" 하고 물어보자. 아이는 호기심에, 또는 엄마의 간절한 눈빛에 끌려서 한번 받아보겠다고 할 것이다. 한두 번 받다 보면 아이는 기분 좋은 자극을 점점 더 즐기게 될 것이다. 그때 주무르는 시간을 정해놓는다면 아이는 그 시간을 기다릴 것이고, 스스로 미리 준비도 할 것이다.

앞에서도 이야기했듯이 주무르기가 아이의 건강을 내 손으로 지키는 좋은 일이기는 하지만, 이는 행복한 마음으로 즐기면서 해야 한다. 따라서 엄마의 건강이 좋지 않거나 기분이 몹시 상했을 때는 하지 않는 것이 좋다. 물론 때에 따라서는 오히려 심신이 힘들고 복잡할 때 아이의 몸을 주무르면서 엄마의 몸과 마음이 정화되는 경우도 있다. 이 경우 아이와 엄마 모두의 건강을 지켜주지만, 많이 힘들 때는 쉬는 것이 좋다. 아이도 행복한 손길이 아닌 것은 금세 알아차린다. 거칠고 힘이 빠져 있는 자극이기 때문이다. 엄마의 몸과 마음이 편안하고 활기차 있어 좋은 기운을 아이에게 줄 수 있다면 그때 주무르기를 시작하면 된다. 이때 먼저 손을 깨끗이 씻고 손톱을 짧게 다듬어야 한다. 또 손이 너무 차갑다면 양손을 비벼 따뜻하게 한 다음 아이를 만지도록 한다.

## ■ 함께 쓸 수 있는 윤활제

특별히 자극이 되지 않는다면 아이 몸에 아무것도 바르지 않고 맨손으로 주물러도 된다. 그러나 윤활제를 쓰면 뜻하지 않은 거친 자극을 줄이거나 자극의 효과를 더욱 높일 수 있다. 다만, 아이들은 몸에 바른 것을 입으로 가져가기 쉬우므로 먹더라도 문제가 되지 않는 안전한 윤활제를 선택해야 한다.

종류에 따라서는 열을 내리기도 하고 반대로 몸을 덥혀주기도 한다. 특별한 효능이 있다는 아로마 성분의 제품도 시중에 많이 나와 있다. 다만, 개인차가 있어 간혹 과민반응을 보일 수 있으므로 신중하게 선택해 써야 한다. 생강즙이나 마늘즙, 약초즙을 쓸 때는 한의원이나 약재상같이 믿을 만한 곳에 먼저 물어보고 쓰는 것이 좋다. 피부병이나 아토피가 있을 때 약초나 나무액 등 약재를 달이거나 우려낸 물을 쓰기도 하는데, 이때도 전문가나 경험이 많은 사람에게 물어보고 써야 한다. 일반적으로 쓰이는 것이라도 내 아이에게는 부작용을 일으킬 수 있으므로, 처음 쓸 때나 오랫동안 쉬었다가 다시 쓰게 될 때는 팔 안쪽에 조금 발라 몸에 맞는지 확인한 다음 쓰도록 한다. 때로 베이비파우더 같은 아기용 가루분을 쓰기도 하는데, 이는 호흡기에 자극을 줄 수 있으므로 별로 권할 만한 것은 못 된다. 엄마의 젖이나 우유, 요구르트, 참기름과 같이 먹을 수 있는 액체는 대체로 부작용이 적어 안전하다.

윤활제는 따뜻한 물에 그릇째 잠시 넣어두거나 하여 차갑지 않게 준비한다. 특별히 피부에 발라서 좋은 재료가 아니라면 주무르기가 끝난 다음에는 깨끗이 닦아주어야 한다. 피부에 과민반응을 일으킬 우려도 있고, 끈적이는 재료일 때는 불쾌감과 함께 위생에 문제가 생길 수도 있다. 기름 종류는 아이가 미끄러질 위험이 있으므로 반드시 닦아주도록 한다.

윤활제는 여러 종류가 있는데, 다음과 같은 것들이 예전부터 많이 쓰이고 있다.


•물－물은 열을 내려준다. 깨끗하고 미지근한 물을 쓰는데, 맹물이나 약재 우린 물을 쓰기도 한다. 국화꽃이나 댓잎 따위를 따

뜻한 물에 30분쯤 담가 우려낸 물을 쓰고, 마황麻黃이나 계지桂枝 (계수나무 가지) 같은 약재는 30분에서 1시간 정도 담가 우려낸 물을 쓴다.

•즙-신선한 약초 뿌리나 잎을 즙을 내어 그대로 쓰거나 물을 조금 섞어서 쓴다. 간혹 성분과 냄새가 강해 아이가 과민반응을 보일 수도 있다. 피부가 예민하거나 아토피 증상 같은 알레르기가 있는 아이에게는 신중하게 쓰도록 한다.

- ▸생강즙과 마늘즙-짓이겨 즙을 내어 물을 조금 섞어 쓴다.
- ▸박하즙-박하잎과 줄기를 짓이겨 즙을 내어 쓴다.
- ▸하눌타리즙-하눌타리 열매 껍질을 벗겨 씨를 빼고 과육만 즙을 내어 쓴다.
- ▸올방개즙-올방개를 씻어 짓이겨 즙을 내어 쓴다.
- ▸연잎즙과 연뿌리즙-연잎이나 연뿌리를 짓이겨 즙을 내어 쓴다.
- ▸곽향즙-곽향의 잎과 줄기를 짓이겨 즙을 내어 쓴다.

•기름-피부 자극을 줄여주고, 주무르기를 쉽게 할 수 있게 도와준다.

- ▸홍화씨 기름-살갗을 매끄럽게 해주며, 피를 잘 돌게 하고 피를 보양해주는 효과가 있어 치료나 건강 관리에 좋다.
- ▸참기름 - 살갗을 보호한다(아기가 기저귀 발진이 나서 따갑고 쓰릴 때

조금 발라주면 아픔도 가시고 살도 빨리 아문다).

▸올리브 기름 – 살갗을 보호하고 자극을 줄여주므로 마사지용 기름으로 흔히 쓰인다.

▸살구씨 기름 – 끈적임이 적어 산뜻하다. 민감성 피부에도 잘 맞는다.

▸달맞이꽃 기름 – 과거 아메리카 인디언들이 만능 치료제로 썼을 만큼 약효가 뛰어나다. 특히 아토피성 피부염 증상을 완화시키는 효능이 있다.

▸호호바 기름 – 끈적이지 않아 마사지용으로 많이 쓰인다. 항균 작용이 뛰어나 여드름 피부에 좋다.

▸아보카도 기름 – 피부를 부드럽게 하는 작용이 뛰어나 화장품 원료로 많이 쓰인다. 민감한 피부나 건성 피부에 좋다.

# 어떻게 주무를까

아이의 몸을 주무르는 방법은 여러 가지이다. 누르기, 주무르기, 집기, 잡기, 문지르기, 밀기 따위가 고루 쓰이지만, 아이의 상태에 따라 특정한 부위에 적합한 특정한 방법을 썼을 때 효과가 커진다. 평소의 건강 관리나 병이 났을 때에 따라서도 주무르는 부위와 방법이 달라지므로 따로 알아두는 것이 좋다.

까다롭거나 배우기 어렵지 않다. 강약과 시간 조절 같은 방법을 익히기 위해서는 숙달 과정이 필요하지만, 지레 겁을 낼 필요는 없다. 대강의 원리를 알고 원칙을 머릿속에 기억하고 있다면 나머지는 주무르기를 하면서 자연스럽게 익힐 수 있다. 엄마나 아빠가 자신의 몸에 먼저 연습을 해보는 것도 좋은 방법이다.

## ■ 보호하는 자극, 맑게 하는 자극

몸을 주물러 자극하는 방법에는 두 종류가 있다. 좋은 기운을 도와 보호해주거나(補 : 보하기, 보태주기, 돕기), 나쁜 기운을 쏟아내어 맑게 하는(瀉 : 배출하기, 쏟아내기, 덜어내기, 씻어내기) 것이다. 몸에 지니고 있는 좋은 기운은 계속 간직하게 돕고, 부족한 기운은 보태주어야 한다. 또 몸에 있는 나쁜 기운은 빼줘야 하고, 지나치게 많이 모여 있는 기운은 덜어주어야 한다. 약하거나 부족한 부분은 활성화시켜야 하고 넘치는 부분은 억제해주어야 한다.

몸에 탈이 났다면 무엇이 부족해서인지, 또는 무엇이 빠져나가서 생긴 것인지 자세히 살펴보자. 밖에서 무언가 들어와 생긴 것인지, 또는 무엇인가가 뭉치고 쌓여서 생긴 것인지도 살펴보도록 하자. 음식을 잘못 먹거나 몸을 잘못 움직여서 탈이 났을 수도 있다. 몸은 균형을 잃으면 반드시 탈이 난다. 조금 탈이 났을 때 빨리 치료해 회복하는 것이 중요하다. 병이 깊어진 다음에는 치료하기 더 힘들어진다.

대체로 자극하는 힘이 약하면 보태주는 것이고, 세면 쏟아내는 것이다. 자극하는 시간이 길고 느리면 보태주는 것이고, 짧고 빠르면 쏟아내는 것이다. 시계 방향은 보태주는 것이고, 그 반대 방향은 쏟아내는 것이다. 심장이 있는 쪽으로 밀어 올리기, 올려 밀기, 안을 향해 밀기는 보태주는 것이고, 심장이 먼 쪽으로 쓸어 내리기, 밖을 향해 쓸어 내리기는 쏟아내는 방법이다. 예를 들어 손가락에 있는 간경이나 폐경을 만진다고 할 때 손가락 마디에서 손가락 끝으로 밀어내면 맑게 하는 자극이 되고, 반대로 하면 보호하는 자극이 된다. 특별한 병증이 있을 때 자극의 방향을 제대로 알아 활용하면 훨씬 더 효과가 좋다. 그러나 방향을 잘 모르는 상태에서 주물러도 큰 탈이 나지는 않는다. 대개의 자극은 보호하기와 맑게 하기를 같이 하므로, 방향이나 방법에 얽매이지 않고 두 방향을 두루 주물러주면 된다.


## ■ 많이 쓰는 동작

주무르는 방법에는 주무르기, 흔들기, 쥐기, 누르기, 털어주기와 같이 여러 가지가 있으며, 각기 쓰임과 효과가 다르다. 부위에 따라, 아픈 이유에 따라 적당한 동작을 골라 써야 효과가 좋다.

다음에 소개하는 동작에는 전문가만이 할 수 있을 정도로 까다롭고 복잡해 보이는 것도 있다. 그러나 꼼꼼히 읽고 차근차근 따라 하다 보면 크게 복잡하거나 어려운 동작은 아니다. 특별한 질병을 치료하기 위한 목적일 때는 정확하고 숙련된 동작으로 해야 효과도 크고 위험성도 낮아지기 때문에 자세히 적어놓았을 뿐이다. 자꾸 주무르다 보면 자신의 능력껏 보태고 빼는 깜냥이 생길 것이다.

주무르기를 할 때는 손가락이나 손목 등 특정 부위의 힘만을 사용하지 말고 전체에 몸의 무게를 실어 압력이 자연스럽게 전달되게 해야 한다. 흔들기나 쓸어주기 동작을 할 때도 손가락 끝보다는 손목 전체나 팔뚝 전체를 흔들어 자연스럽게 진동이 전달되게 한다. 주무르는 사람의 등과 어깨를 쭉 펴서 힘이 아이의 몸에 수직으로 전달되게 해야 한다. 그렇지 않고 손가락이나 손목 끝의 힘만 사용한다면 자극이 깊이 전달되지 않고 살갗에만 머물러 기운을 북돋기는커녕 통증만 더하게 된다. 이렇게 하면 주무르는 사람도 손가락이나 손목이 쉽게 피로해져 오랫동안 계속 주무를 수 없다. 주무르기를 시작할 때는 먼저 손바닥으로 주무를 부위를 비벼서 따뜻하게 한 다음 주물러주고, 마무리할 때는 가볍게 두드려주는 것이 좋다. 주무르기에 쓰이는 여러 방법을 살펴보자.[1]

## 쥐고 주무르기

한 손이나 양손으로 마치 밀가루 반죽을 하듯이 몸을 주무르는 방법이다. 주무르는 부위에 따라 손 전체를 쓸 수도 있고, 손가락을 쓸 수도 있다. 이때 손가락이나 손바닥에 너무 힘을 주어 근육을 아프게 누르거나 한 부위를 오랫동안 쥐고 있지 않게 주의해야 한다. 일상생활에서 뭉친 어깨 근육을 풀어줄 때 흔히 쓰는 방법을 생각하면 된다. 쥐고 주무르기는 몸을 따뜻하게 하고 기혈의 흐름을 도와 뭉치거나 긴장된 근육을 풀어주는 기본 동작이다.

---

1) 주무르기에서 '손가락으로 민다', '손가락으로 누른다'고 할 때 '손가락' 부분은 정확히 손가락 끝마디 지문이 있는 봉긋한 곳을 말한다. 한자어로는 지복指腹이라고 한다. '손가락을 댄다', '누른다'고 할 때 대개 손가락 지문이 있는 봉긋한 면으로 하기 때문에 특별히 밝혀 적지 않고 흔히 말하는 식으로 '손가락으로 민다, 누른다'고 표기했다. 이와는 달리 '손가락 끝'이라고 하면 손톱 아래쪽으로, 손가락을 세웠을 때 닿는 살 부분을 말한다.

## 누르기

손가락 또는 손바닥을 아이 몸에 대고 조금씩 힘을 주면서 아래로 누르는 방법이다. 손가락으로 누르기는 닿는 면이 작아 지압점을 정확히 짚을 수 있으므로 백회혈이나 장강혈과 같은 혈자리 자극에 알맞다. 손바닥 아랫부분으로 누르는 손바닥 누르기는 닿는 면이 크므로 등허리나 배, 허벅지와 같이 근육이 많은 부위에 알맞다. 누를 때는 닿는 부위를 살갗에 붙여야지 떼어서 움직이면 안 된다. 힘은 적당히 쓰면서 동시에 동작은 느리게 한다. 한 곳을 누르고 잠시 멈추었다가 누른 채로 힘을 빼고 쉬는 것이 한 동작이다.

누르기는 기혈을 통하게 해 병의 기운을 물리치며 마음을 안정시킨다. 그러므로 배앓이, 팔다리 저림, 불면증, 야경증, 근시, 어지럼증, 중이염(가운데귀염), 머리가 아플 때, 이가 아플 때와 같은 증상을 치료하거나 예방할 때 쓴다.

## 비비기

손가락 또는 엄지손가락 두덩, 새끼손가락 두덩, 손바닥 아랫부분을 살갗에 대고 곧게 오가면서 비비는 방법이다. 손가락으로 비빌 때는 손가락을 경혈 자리 위에 고정시킨 다음 어깨와 팔꿈치, 손목을 움직여 가볍고 부드럽게 돌리면서 비벼준다. 손바닥으로 비빌 때는 손바닥 엄지손가락 두덩이나 손바닥 아랫부분을 몸에 대고 곧게 오가면서 비벼준다. 이때 팔목 관절은 펴서 팔뚝과 손이 거의 평형이 되게 하고 손목이나 손가락의 힘은 빼고 비벼준다. 손바닥을 세워 손날 부위를 대고 비비기도 한다.

비비기는 근육 깊은 곳까지 힘을 미치게 해 경락을 통하게 하고 기혈을 잘 돌게 한다. 따라서 감기나 만성 기관지염, 기관지천식과 같은 호흡기 질환, 근육을 풀어줄 때, 주의력결핍 과잉행동장애(ADHD), 소화불량, 신경과민 따위를 예방, 치료할 때 쓴다.


## 문지르기

손가락 또는 손바닥 아랫부분을 대고 돌리며 문지르는 방법이다. 문지를 때는 손목과 팔뚝에 힘을 주지 않고 손목 관절과 팔뚝을 함께 움직여 빙빙 돌리는데, 손목이 움직이는 범위를 점차 넓혀간다. 힘은 지그시 부드럽게 해야 하는데 가볍되 겉돌지 않게, 무겁되 멈춰 있지 않게 한다. 속도는 1분에 100번 안팎이 좋다.

문지르기는 정신을 안정시키고 머리와 눈을 맑게 해주며 살갗을 보호하는 작용을 한다. 따라서 머리가 아플 때, 어지럼증, 불면증, 눈의 피로, 이가 아플 때, 배앓이, 변비, 가려움증, 가슴이 답답한 증상, 등허리가 쑤시고 아픈 증상 따위에 쓴다. 또 외상으로 인한 통증에도 많이 쓴다.


## 집기

두 손가락 또는 세 손가락이나 다섯 손가락으로 살갗이나 근육을 집었다 놓았다 하는 것을 말하는데, 아이 몸을 주무를 때 많이 쓰는 방법이다. 집을 때는 한 곳을 여러 번 집거나, 어느 한 범위를 돌아가며 집는다. 예를 들어 등뼈 집기를 한다면 아래에서 위까지 등뼈 주위를 모두 집어주는 식이다.

집기는 경락을 통하게 하고 기혈을 조화롭게 하며 얽힌 것을 소화시킨다. 또 국소적으로 피의 순환을 빠르게 하고 위축된 근육을 풀어주어 근육이 쑤시고 붓는 증상을 없애준다. 따라서 아이의 마비 후유증, 팔다리가 위축되고 힘이 약한 증상, 허리와 다리의 통증, 어깨와 등이 저리고 아픈 증상, 소화불량을 치료할 때 쓴다.

### 쓰다듬기

손가락이나 손바닥으로 자극할 부위를 누르고 손목 관절과 팔뚝을 움직여 동그라미를 그리며 쓸어주는 방법이다. 이 동작을 할 때는 팔꿈치 관절을 자연스럽게 굽히고, 팔목에 힘을 주지 않으며, 손바닥도 자연스럽게 펴서 알맞은 힘으로 부드럽게 움직여야 한다. 급하거나 느리지 않게, 가볍거나 무겁지 않게 주의한다.

쓰다듬기는 가볍고 부드러운 자극으로 경락을 통하게 하고 따뜻하게 하며 기혈을 조화롭게 한다. 또 막힌 것을 통하게 하고 부은 것을 내리게 하는 작용이 있어 정신을 안정시키는 데 도움이 된다. 따라서 머리숱이 적거나 어딘가 붓고 아픈 증상, 소화불량, 가슴앓이, 배앓이, 마비, 불면증, 가슴 두근거림 따위를 치료할 때 쓴다.

### 세게 누르기

손가락 끝 손톱 가장자리를 자극할 부위에 대고 손끝에 힘을 주어 아래로 세게 누르는 방법이다. 몇 초 동안 지그시 누르고 있거나 조르듯 눌렀다 놓았다를 되풀이한다.

세게 누르기는 닿는 면이 좁고 자극이 강하므로 경락을 통하게 하고 막힌 피를 풀어주어 정신이 들거나, 기운을 차리게 하는 작용을 한다. 따라서 의식을 잃었을 때, 어지럽고 머리가 아플 때, 과잉 행동을 보일 때, 이가 아플 때, 가운데귀염 따위를 치료할 때 쓴다.

### 밀기

손가락이나 손바닥에 힘을 주어 한 방향으로 곧게 미는 방법이다. 손가락을 곧게 펴거나 굽혀서 밀기도 하고, 손바닥 아랫부분이나 손바닥 전체로 밀기도 한다. 밀 때는 힘을 손바닥이나 팔꿈치에 모아서 리듬감 있게 느리면서도 일정한 속도로 앞으로 밀며 나간다. 손가락으로 밀 때는 엄지손가락을 혈자리에 대고 팔목의 힘으로 엄지손가락을 움직여 지속적이면서 균일하게 누르며 밀어준다. 손가락을 돌리면서 미는 동작도 많이 쓰는데, 이때는 팔과 손목까지 크게 움직이지 않고 엄지손가락이 그리는 범위까지만 돌린다. 미는 동작은 1분에 100~150번 해주면 좋다.

밀기는 경락을 통하게 하고 막히고 쌓인 것을 없애준다. 또 비위를 튼튼하게 하고 경련을 풀어주며, 통증을 멎게 하고 부기를 내리며, 피를 잘 돌게 한다. 따라서 감기로 인해 머리가 아플 때, 신경성으로 머리가 아플 때, 아기가 토할 때, 배앓이, 변비, 근육통 따위를 치료할 때 쓴다.

### 쥐기

한 손이나 양손의 엄지손가락과 나머지 네 손가락에 힘을 주어

몸의 해당 부위나 혈자리를 쥐고 당겼다 놓았다 하면서 자극을
주는 방법이다. 쥘 때는 어느 손가락에도 힘이 몰리지 않게 하고,
가볍게 시작해서 점점 무겁고 세게 쥐어 당기고 돌리면서 이동한
다. 비교적 자극이 큰 편이라 다른 동작과 함께 쓰일 때가 많다.
보통 목이나 어깨, 팔다리에 많이 쓰인다.

쥐기는 풍을 몰아내고 한기를 흩어주며, 통증을 멎게 하고 힘
줄을 펴준다. 또 경락을 통하게 해 경련을 이완시키고, 피로를 풀
어주며 신진대사를 빠르게 한다. 따라서 마비로 인한 통증, 과로
로 근육이 저리고 아픈 증상, 위장 기능이 떨어진 증상, 신경쇠약
따위를 예방, 치료할 때 쓴다.


## 두드리기

주먹을 살짝 쥐고 손목을 자연스럽게 움직이면서 가볍고 리듬
감 있게 두드리는 방법이다. 손바닥과 손가락이 함께 닿도록 하
며, 일정한 순서에 따라 일정한 힘으로 두드린다. 주먹을 쥐지 않
고 손가락을 펴서 두드리기도 하고, 손가락만으로 가볍게 두드리
기도 한다. 손가락 두드리기는 머리나 얼굴에 효과적이다. 특히
주무르기를 할 때 너무 세게 누르거나 주물러서 오히려 근육이
뭉치거나 통증이 생기기도 하는데, 주무르기의 마무리로 두드리
기를 해주면 이런 염려는 하지 않아도 된다.

두드리기는 기혈을 조화롭게 해 힘줄을 펴주고 경락을 통하게
해 근육의 피로를 풀어준다. 따라서 팔다리 근육이나 살갗 신경
이 마비된 증상, 근육이 위축된 증상, 어느 한 곳의 감각이 무뎌진

증상, 뼈마디가 쑤시고 저린 증상, 근육 경련, 부스럼 따위를 치료
할 때 쓴다.


### 비비며 문지르기

주무를 부위를 두 손바닥 사이에 끼고 빠르게 힘주어 비비며
문지르는 방법이다.

비비며 문지르기는 경락을 통하게 하고 딱딱해진 근육과 힘줄
을 펴주며 경련을 풀어준다. 따라서 근육 경련과 비만증에 도움
이 되며, 아이 주무르기를 마무리할 때 많이 쓴다.


### 빗기

손가락이나 주먹으로 머리를 빗듯이 살갗을 빗거나 빗으면서
긁어주는 방법이다. 손가락을 벌리고 조금 구부려 새 발 모양이
되게 한 다음 손가락 끝이나 지문 면으로 머리 빗듯이 긁어주는
것을 새 발 모양 빗기라고 한다. 양손의 열 손가락을 펴 손바닥과
손가락으로 함께 빗어주는 것은 손바닥과 손가락 빗기라고 한다.
주먹을 쥐고 주먹 뼈로 빗어주는 주먹 뼈 빗기도 있다. 빗을 때는
힘이 고르게 깊이 전해지도록 한다.

빗기는 기혈과 경락을 통하게 해 통증을 가라앉히고 정신을 안
정시키며, 근육을 튼튼하게 해준다. 머리카락의 성장을 돕고, 꿈
을 많이 꾸면서 깊은 잠을 자지 못할 때, 머리가 아플 때, 소화불
량 따위를 치료한다.

# 어디를 주무를까

내가 내 손발을 주무르는 것은 내 몸속의 오장육부를 쓰다듬는 일이며, 사랑하는 이에게도 마찬가지이다. 그러므로 온몸의 반응 부위와 혈자리, 자극점을 잘 아는 것은 나와 내 가족의 건강을 지키는 데 매우 중요하다. 특히 다음에 소개하는 혈자리와 자극점 가운데는 아이에게만 있는 혈자리도 많으므로 자세히 익혀둘 필요가 있다. 다만, 어려운 한자어가 많아 외우기 어렵다면 굳이 외우지 않아도 된다. 이름이 중요한 것이 아니라 그 위치를 아는 것이 중요하기 때문이다. 그림을 보고 자리를 제대로 짚을 수 있다면 어려운 이름을 꼭 외우지 않아도 괜찮다.

혈자리나 자극점을 찾을 때는 여러 가지 형태가 있다는 점을 미리 알아두도록 하자. 단전혈이나 백충혈처럼 '점' 모양으로 되어 있는 것도 있고, 대장경이나 삼관혈처럼 점에서 점으로 이어지는 '선' 모양도 있다. 또 비경이나 판문혈처럼 '면' 모양으로 되어 있기도 하다. 대부분의 혈자리나 자극점은 팔다리와 얼굴에 흩어져 있는데, 특히 양손에 많이 있다. 이렇게 밖으로 드러난 부위에 있는 혈자리는 찾기도 쉽고 주무르기도 쉬워 치료에 한결 도움이 된다. 그러나 단 1센티미터도 벗어나지 않는 정확한 혈자리를 찾으려고 너무 애쓸 필요는 없다. 침을 놓거나 뜸을 뜰 경우에는 정확한 혈자리를 찾아야겠지만 주무르기를 할 때는 혈자리의 범위를 조금 넓게 잡아도 괜찮다.

먼저 엄마 아빠가 자신의 몸을 대상으로 혈자리와 자극점을 찾아보는 것이 가장 좋은 연습 방법이다. 그림이나 설명대로 혈자리와 자극점을 찾아 손가락으로 누르거나 문지르다 보면 느낌이 다른 곳을 알 수 있다. 아프거나 찌릿찌릿한 느낌이 전해지는 곳이 바로 경혈이 지나는 자리이다. 그곳이 작은 구슬이 달려 있는 것처럼 만져진다면 몸이 많이 불편한 것다. 따라서 이상이 생기면 그 자리가 단단히 뭉치거나 굳어 있는 듯한 느낌이 든다. 내 몸에서 혈자리를 찾아보고 나면 아이 몸에서 같은 지점을 찾기 쉬워진다.

이제 자주 쓰이는 혈자리와 자극점에 대해 알아보도록 하자. 각각의 자리가 어떤 증상에 효과적인지, 어떤 방법으로 주물러야 하는지에 대해서는 뒤에 다시 나오므로 여기서는 간단히 소개하기로 하겠다.

### ●백회혈

정수리 한가운데에 있는 혈자리로, 두 귀 끝을 정수리 가운데 선과 연결할 때 서로 만나는 곳이다. 아이의 숫구멍(숨구멍)이 닫히지 않았을 때는 손바닥으로 문질러야 한다. 머리가 아플 때, 탈항, 경련 치료에 쓰인다.

### ●이후고골혈

귀 뒤의 불룩 올라온 뼈와 머리카락 언저리 사이에 있는 오목한 곳이다. 엄지손가락이나 가운뎃손가락으로 문지른다. 감기로 머리가 아플 때, 경기 치료에 쓰인다.

### ●신회혈(신문혈)

백회혈 앞의 오목한 곳으로, 정수리에 해당한다. 앞이마 가운데 앞 머리카락 가장자리에서 정수리 쪽으로 곧게 2치[2] 올라간 곳으로, 숫구멍이 있는 위치이다(앞이마 머리카락이 난 쪽에서 목덜미

---

2) 혈자리에서 '1치, 2치'의 단위가 나오는데, 치는 촌寸과 같은 단위로 1치는 1자의 10분의 1이다. 1자가 약 30센티미터이므로 1치는 3센티미터 정도가 된다. 굵지 않은 어른 손가락 두 개를 모았을 때의 폭 정도가 된다. 그러나 아이의 몸에 그대로 적용할 수 없다. 대개 서너 살까지의 어린아이 몸에서 1치라고 하면 아이의 엄지손가락 가로 폭 정도 된다. 하지만 아이의 몸 크기에 따라 어떤 아이에게는 2치 되는 위치에 있는 혈자리가 어떤 아이에게는 2.5치나 3치가 될 수 있으므로 정확한 길이보다는 그림에서 보아 몸 전체에서 어떤 위치에 있는지를 중심으로 찾아보는 것이 좋다.

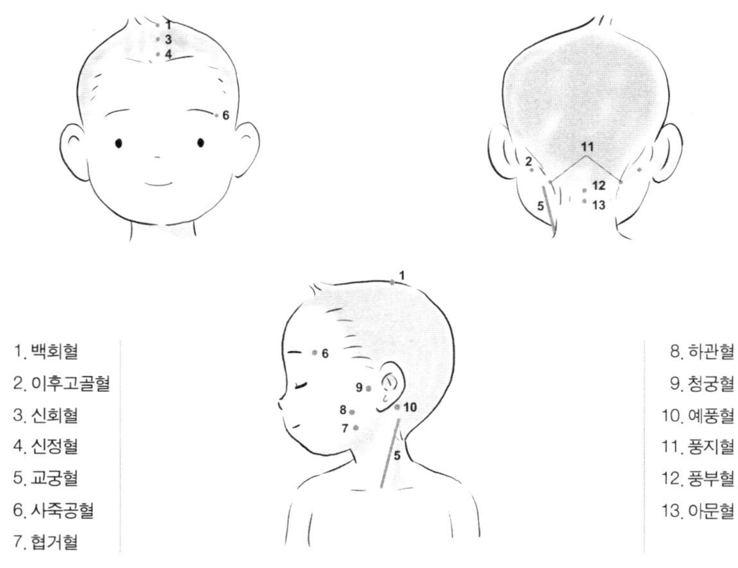



**머리에 있는 혈자리**

쪽 머리카락이 난 부분까지의 거리를 12치로 계산해 앞에서 2치 되는 곳을 찾는다). 양손 엄지손가락으로 이마 가운데 가장자리에서 신회혈까지 밀어주거나 가볍게 문질러준다. 숫구멍이 닫히지 않았을 때는 근처까지만 밀어준다. 경기, 경련, 머리가 아플 때, 코피가 날 때, 코가 막혔을 때 쓰인다.

### ●신정혈(천정혈)

앞이마 가운데 앞머리카락 가장자리에서 0.5치 위쪽에 있는 곳이다. 손가락으로 살짝 누르거나 문질러준다. 광증이나 뇌전증(간질)의 정신병, 경련, 머리가 아플 때, 코피가 날 때 쓰인다.

### •교궁혈

고개를 옆으로 돌렸을 때 귀 밑에서 빗장뼈(쇄골) 가운데로 이어지는 힘줄을 따르는 일직선에 있는 혈자리이다. 엄지손가락과 집게손가락으로 힘을 주어 쥐어뜯거나 내려 밀거나 내려 비빈다. 목이 뻣뻣하거나 기울어질 때 쓰인다.

### •사죽공혈

눈썹 바깥쪽 끝의 오목한 곳이다. 머리가 아플 때, 눈이 붓고 아플 때, 결막염, 눈의 피로 치료에 쓰인다.

### •협거혈

아래턱 모서리 앞쪽 위로 한 손가락 너비만큼 올라간 곳으로, 이를 악물었을 때 근육이 올라오는 곳이다. 머리가 아플 때, 이가 아플 때, 유행성 이하선염(볼거리), 뇌전증과 침을 흘릴 때, 얼굴 신경마비인 구안괘사(구안와사) 치료에 쓰인다.

### •하관혈

귀 앞 광대뼈 아래쪽 가장자리로, 아래턱 모서리 앞의 오목한 곳이다. 이가 아플 때, 구안괘사, 중이염 치료에 쓰인다.

● **청궁혈**

귓불의 가장 도드라진 곳 앞에 있는 혈자리로, 입을 벌리면 오목
하게 꺼져 들어가는 곳이다. 중이염, 뇌전증 치료에 쓰인다.


● **예풍혈**

귓불 뒤쪽 귀 뒤꼭지와 아래턱 모서리 사이의 오목한 곳이다.
이곳을 자극하면 림프샘의 흐름을 도와 귓병이나 유행성 이하선
염, 선천적으로 목이 기울었을 때 효과가 있다.


● **풍지혈**

귀 뒤쪽 아래 목덜미에 있는 굵은 힘살과 목에 있는 긴 힘살 사
이의 오목한 곳이다. 두뇌 활동을 돕고, 감기로 머리가 아프거나
열이 날 때, 머리가 어지럽고 눈이 흐릿한 증상이 있을 때, 선천적
으로 목이 기울었을 때 쓰인다.


● **풍부혈**

머리 뒤쪽 한가운데를 지나는 선 위로, 머리카락 가장자리에서
1치 올라간 곳이다. 구루병, 척추 옆굽음증(척추측만증), 감기, 선천
적으로 목이 기울었을 때, 열이 높을 때 쓰인다.


● **아문혈**

머리 뒤쪽 한가운데를 지나는 선 위로, 머리카락 가장자리에서
0.5치 올라간 곳이다. 뇌전증, 뇌성마비에 쓰인다.

### ● 천문혈

미간(두 눈썹 사이 한가운데)에서 이마의 머리카락 언저리에 이르는 일직선으로, 인당혈에서 신정혈에 이르는 곳이다. 양손을 벌려 손가락으로 아이의 머리를 잡고 양손 엄지손가락으로 미간에서 머리카락 언저리까지 번갈아 밀어주면 신경 계통의 기능을 조절해주는 효과가 있다.

### ● 감궁혈

두 눈썹 위로, 눈썹 머리에서 눈썹을 따라 눈썹 끝까지 일직선을 이루는 곳이다. 눈 건강에 좋은 혈자리로 열이 날 때, 머리가 아플 때, 경기 치료에 쓰인다.

### ● 태양혈

눈썹 끝 연장선과 눈초리 연장선이 만나는 점에서 아이 엄지손가락 너비만큼 더 나간 오목한 곳이다. 눈을 건강하게 하는 효과가 있고, 감기나 머리가 아플 때 쓰인다.

### ● 산근혈

눈과 눈 사이의 콧마루가 꺼져 들어간 곳으로, 산풍혈, 이문혈이라고도 한다. 엄지손가락 손톱 가장자리로 꼬집거나 누르는 자극을 준다. 경기나 경련 치료에 쓰인다.

## •인당혈

두 눈썹을 이은 선의 한가운데로 미간, 미심이라고도 한다. 경기를 치료하거나 눈의 피로를 푸는 데 효과가 있다.

## •정명혈

눈 안쪽 모서리에서 약간 위쪽 양쪽에 있다. 눈 건강에 좋은 혈자리이다.

## •어요혈

눈썹 한가운데에 있다. 눈 건강에 좋은 혈자리이다.

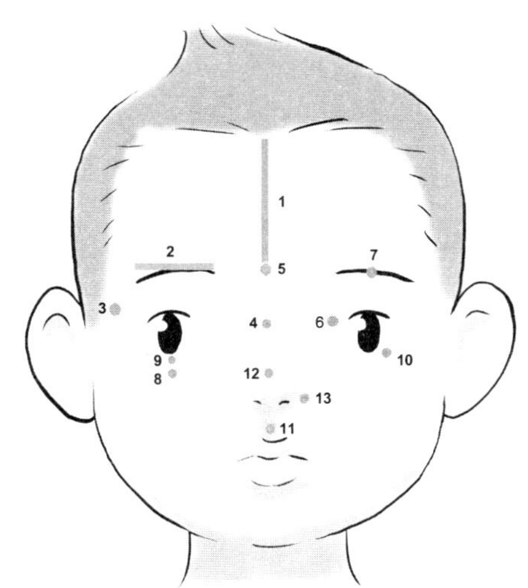



**얼굴에 있는 혈자리**

● 사백혈

눈 아래쪽 눈가의 우묵하게 꺼진 곳이다. 각종 눈병이나 얼굴 질환 치료에 쓰인다.

● 승읍혈

눈동자를 지나는 수직선상에서 아래 눈구멍 가장자리와 눈알 사이의 오목하게 들어간 곳이다. 누르거나 조르거나 문지르는 방법을 쓰는데, 집을 때는 눈알이 다치지 않도록 주의한다. 근시, 사시와 같은 눈병을 치료한다.

● 구후혈

눈 가장자리 아래 바깥쪽에서 4분의 1, 안쪽에서 4분의 3이 되는 곳이다. 눈 건강에 쓰이는 혈자리로, 손가락으로 누를 때 눈알이 다치지 않도록 주의한다.

● 인중혈

코밑에서 윗입술에 이르는 인중 홈 아래에서 3분의 1, 위에서 3분의 2가 되는 곳이다. 기절했을 때, 경기, 뇌전증 치료에 쓰인다.

● 연수혈

코뼈 가운데 약간 높은 부위를 말한다. 흔히 엄지손가락 손톱 언저리로 누르거나 엄지손가락과 집게손가락으로 집어준다. 또는 연수혈에서 양쪽 콧방울 쪽으로 밀며 비비기도 한다. 감기로 코가 막혔을 때, 경기할 때 많이 쓰인다.

### • 영향혈

콧방울 양쪽으로 손가락 너비만큼 떨어진 곳에 있다. 만성 비염과 같은 코 건강에 좋고, 감기를 예방하는 데 쓰인다.

### | 가슴과 배에 있는 혈자리 |

### • 단중혈

가슴의 두 젖꼭지를 이은 선 한가운데에 있다. 엄지손가락으로 단중혈에서 양쪽 젖꼭지까지 밀어주기도 하고, 아래위로 문지르기도 한다. 토하거나 만성 기관지염, 천식 치료에 쓰인다.

### • 천돌혈

가슴뼈 위 오목하게 들어간 곳으로, 옥호라고도 한다. 천식, 기침, 가슴이 답답할 때 쓰인다.

### • 중완혈

배꼽에서 곧게 위로 4치 올라간 곳으로 위완, 태창이라고도 한다. 손가락이나 손바닥으로 문지르거나 비벼준다. 중완혈에서 위로 목 아래 부근까지 밀어주기도 하고, 갈비뼈를 따라 나누어 밀기도 한다. 주로 소화 기능과 관련된 치료에 쓰인다.

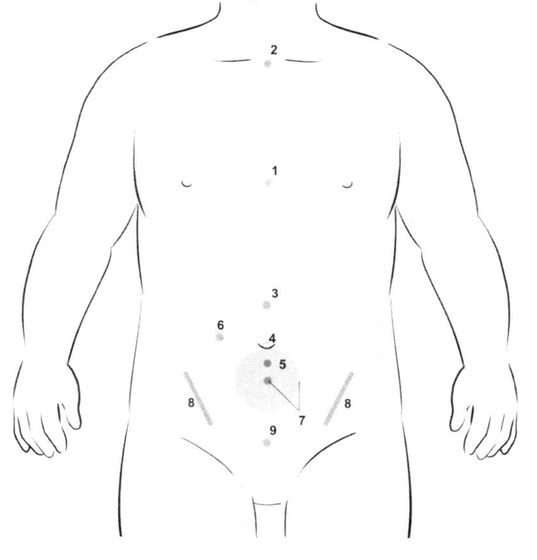



**가슴과 배에 있는 혈자리**

### ●배꼽혈

배꼽과 배꼽 주변을 말하며 신궐, 제중, 지사라고도 한다. 손바
닥으로 배꼽을 누르면서 문지른다. 배앓이, 설사, 변비, 소화불량
치료에 쓰인다.

### ●기해혈

배꼽에서 아래로 1.5치 내려간 곳이다. 허약 체질 개선에 도움
이 된다.

### •천추혈

배꼽 중심에서 양옆으로 각 2치 되는 곳으로, 곡문이라고도 한다. 배앓이, 설사, 변비, 소화불량 치료에 쓰인다.

### •단전혈

배꼽 중심에서 아래로 2치 되는 곳을 중심으로 1.5치를 반지름으로 하는 둥근 구역을 말한다. 양기를 따뜻하게 하거나 돕는 역할을 하므로 생장 발육을 돕고, 배앓이나 설사 치료에 쓰인다.

### •두각혈

배꼽 아래로 2치 내려간 곳에서 다시 2치 옆에 있는 큰 근육을 가리킨다. 배앓이와 설사를 멈추게 한다.

### •중극혈

아랫배 한가운데 선에서 배꼽 아래로 4치 내려간 곳이다. 탈장이나 비만, 야뇨증 치료에 쓰인다.

| 등에 있는 혈자리 |

### •대추혈

7번 목뼈(제7경추, 가장 아래쪽 목뼈)와 1번 가슴등뼈(제1흉추 가시돌기, 가장 위쪽 척추뼈) 사이에 있는 오목한 곳이다. 열이 날 때, 기관지천식, 뇌전증, 경기 치료에 쓰인다.

### • 천주혈

목덜미 머리카락 밑 한가운데에서 아래로 대추혈(어깨선과 등뼈가 만나는 지점)에 이르는 일직선을 말한다. 천주골혈이라고도 한다. 토하거나 척추 옆굽음증, 경기 치료에 쓰인다.

### • 견정혈

대추혈과 어깨의 가장 높은 곳을 이은 선 한가운데 어깨 근육이 있는 곳이다. 머리가 아플 때, 근육통 치료에 쓰인다.

### • 풍문혈

2번 가슴등뼈(제2흉추 가시돌기) 아래에서 양옆으로 각 2치 되는 곳이다. 기침과 천식을 멎게 하고, 기관지를 튼튼하게 한다.

### • 신주혈

3번 가슴등뼈(제3흉추 가시돌기) 아래 오목한 곳이다. 열이 날 때, 기관지천식, 척추 옆굽음증 치료에 쓰인다.

### • 폐수혈

3번 가슴등뼈 아래에서 양옆으로 각 2치 되는 곳이다. 열이 날 때, 기침, 천식, 척추 옆굽음증 치료에 쓰인다.

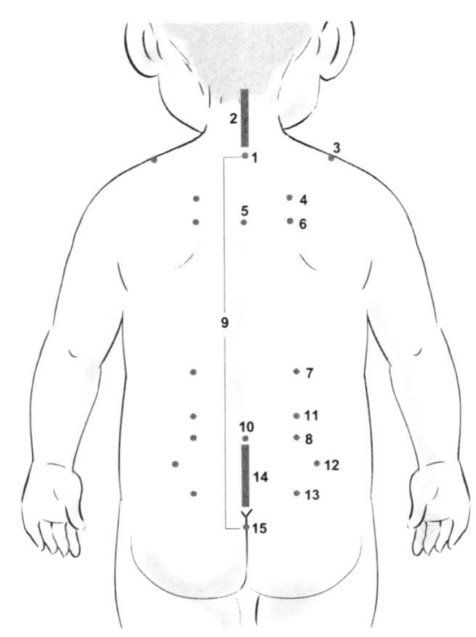


등에 있는 혈자리

## •비수혈

11번 가슴등뼈(제11흉추 가시돌기) 아래에서 양옆으로 각 2치 되는 곳이다. 소화불량, 밥맛이 없을 때, 성장이 더딜 때, 황달, 경기 치료에 쓰인다.

## •신수혈

2번 허리뼈(제2요추 가시돌기) 아래에서 양옆으로 각 2치 되는 곳이다. 오줌싸개나 오줌이 잦을 때, 허리가 아플 때, 설사, 변비, 배탈 치료에 쓰인다.

### • 척주혈

등의 대추혈에서 장강혈에 이르는 직선 부위이다. 열이 날 때, 소화불량, 설사, 변비 치료에 쓰인다.

### • 명문혈

2번과 3번 허리뼈(제2, 3 요추 가시돌기) 사이에 해당하는 곳이다. 설사, 발육 부진, 척추 옆굽음증 치료에 쓰인다.

### • 삼초수혈

1번 허리뼈(제1요추 가시돌기) 아래에서 양옆으로 각 2치 되는 곳이다. 토하거나 배탈, 설사 치료에 쓰인다.

### • 요수혈

3번 허리뼈(제3요추 가시돌기) 아래에서 옆으로 3치 되는 오목한 곳이다. 허리 통증이나 마비 후유증, 설사 치료에 쓰인다.

### • 대장수혈

4번 허리뼈(제4요추 가시돌기) 아래에서 양옆으로 각 2치 되는 곳이다. 배앓이, 설사, 변비, 탈항 치료에 쓰인다.

### • 칠절골혈

2번 허리뼈(제2요추 가시돌기) 아래 명문혈에서 꼬리뼈까지 일직선을 이루는 곳이다. 대체로 아이의 배꼽과 같은 높이의 등허리 쪽에서 엉덩이 선이 끝나는 부위까지이다. 위에서 아래로 미는 동작은 변비를 예방하고, 아래에서 위로 미는 동작은 설사와 탈항을 예방한다. 설사, 변비, 탈항 치료에 쓰인다.

### • 장강혈

꼬리뼈 끝과 항문의 가운뎃점에 해당하는 곳이다. 설사, 변비, 경기, 야뇨증 치료에 쓰인다.

| 팔에 있는 혈자리 |

### • 삼관혈

팔뚝 옆선으로, 손목 가로금 안쪽의 양지혈에서 팔꿈치 가로금 바깥쪽 곡지혈까지 이르는 일직선 부위이다. 몸이 허약할 때, 기관지 확장증, 기관지천식, 목구멍 통증 치료에 쓰인다.

### • 천하수혈

팔뚝 한가운데로, 손목 가로금 가운데 대릉혈(총근혈)에서 팔꿈치 가로금 가운데 곡택혈(홍지혈)까지 이르는 일직선 부위이다. 주로 열이 나서 생기는 증상에 효과가 있다. 경기, 초조 불안증, 입이 마르는 증상, 주의력결핍 과잉행동장애 등을 가라앉히는 데 도움이 된다.

• 육부혈

팔뚝 바깥쪽으로, 손목 가로금 바깥쪽 신문혈에서 팔꿈치까지 이르는 일직선 부위이다. 열이 날 때, 목이 아플 때, 혀의 염증, 변비 치료에 쓰인다.

• 곡택혈

팔꿈치 관절 부위에 있다. 손바닥을 위로 하고 팔꿈치를 45도로 굽혔을 때 팔꿈치 관절에 생긴 가로금 가운데로, 위팔두갈래근(이두박근) 자뼈 쪽 가장자리에 해당하는 곳이다. 팔이 아플 때, 기관지염, 설사, 경기 치료에 쓰인다.

• 내관혈

손목 가로금에서 위로 2치 올라가 긴손바닥근과 손목굽힘근 사이에 해당하는 곳이다. 토하거나 멀미, 밤울음, 뇌전증, 주의력결핍 과잉행동장애 치료에 쓰인다.

• 외관혈

손등의 손목 가로금 가운데에서 팔뚝 쪽으로 2치 올라가 노뼈와 자뼈 사이에 해당하는 곳이다. 설사나 감기, 이가 아플 때, 팔꿈치 통증 치료에 쓰인다.

• 간사혈

손바닥 쪽 손목 금 가운데에서 위로 3치 올라가 긴손바닥근과

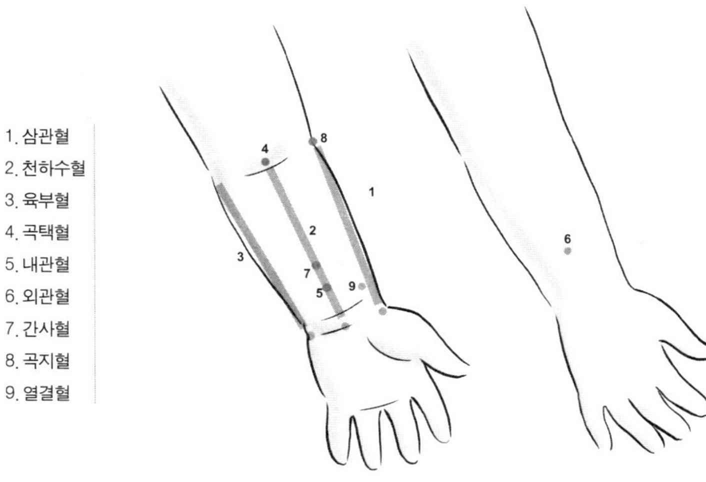



팔에 있는 혈자리

손목굽힘근 사이에 해당하는 곳이다. 주로 설사, 팔꿈치 통증, 이가 아플 때, 감기 치료에 쓰인다.

### ●곡지혈

팔꿈치 관절 부위에 있는 혈자리로, 팔을 90도로 굽힌 다음 팔꿈치 접힌 선과 팔목의 튀어나온 뼈를 연결한 선의 가운데 점에 해당하는 곳이다. 여러 가지 증상의 개선과 치료에 두루 쓰이는데 근육 발달, 소아마비 후유증, 기관지 천식 치료와 감기로 열이 날 때, 더위 먹었을 때 쓰인다.

• **열결혈**

손목 가로금에서 1.5치 올라가 요골 경상돌기 위 약간 우묵한 곳
이다. 곡지혈과 마찬가지로 여러 가지 질병의 개선과 치료에 두루
쓰인다. 감기, 머리가 아플 때, 이가 아플 때, 만성 기관지염, 소아
마비 후유증, 경기, 뇌전증을 치료한다.


| 손가락에 있는 혈자리 |

• **엄지손가락** (비경, 위경)

엄지손가락에는 비경脾經과 위경胃經이 지난다. 비경은 엄지손
가락 바깥쪽 옆선과 엄지손가락 끝마디 지문 면이고, 위경은 손바
닥과 연결되는 첫 번째 마디이다. 오행 가운데 흙[土]에 해당하며,
지라(비장脾臟)와 위장이 연관되어 있다. 따라서 엄지손가락을 주
무르면 식욕 부진과 소화불량을 개선하고, 야뇨증이나 황달에도
효과가 있다.


• **집게손가락** (간경, 대장경)

집게손가락 끝마디 지문 면이 간경肝經에 해당한다. 또 집게손가
락의 엄지손가락 쪽 옆 가장자리로, 엄지손가락이 갈라지는 곳까지
의 직선이 대장경이다. 오행 가운데 나무[木]에 해당하며, 간과 쓸개,
큰창자(대장)와 관련이 있다. 따라서 집게손가락을 주무르면 눈이
맑아지고 마음이 가라앉는다. 불안과 초조, 높은 열과 경기를 일으
킬 때, 입이 쓰고 목이 마를 때, 과잉 행동을 보일 때 도움이 된다.

## • 가운뎃손가락 (심경)

가운뎃손가락 끝마디 지문 면이 심경心經에 해당한다. 오행 가운데 불[火]에 해당하며, 심장 및 작은창자(소장)와 관련이 있다. 따라서 가운뎃손가락을 주무르면 피의 순환이 순조롭고, 열을 내려주어 마음이 평온해지고, 머리가 맑아지며 뇌의 기능이 강화된다.


## • 넷째 손가락 (폐경)

넷째 손가락 끝마디 지문 면이 폐경肺經이다. 오행 가운데 쇠[金]에 해당하며, 폐 또는 큰창자와 관련이 있다. 따라서 넷째 손가락을 주무르면 기관지를 보호하고 활력을 주어 감기와 급성과 만성 기관지염, 목과 코가 마를 때, 식은땀이 나면서 오한이 날 때, 더위 먹었을 때 도움이 된다. 또 넷째 손가락 아랫마디에는 삼초경이 지나는데, 이는 내분비 쪽의 기능을 돕는다.


## • 새끼손가락 (신경)

새끼손가락 끝마디 지문 면과 새끼손가락 지문 면에서 곧게 아래로 손목에 이르는 일직선이 신경腎經이다. 오행 가운데 물[水]에 해당하며, 콩팥 및 방광과 관련 있다. 따라서 새끼손가락을 주무르면 신진대사를 돕고 활력을 높여주며 관절이 튼튼해진다. 오줌이 새거나 잦을 때, 아침에 설사할 때, 숨이 가쁘면서 땀이 날 때, 소아마비 후유증, 성장 발육이 더딜 때, 머리숱이 적을 때 도움이 된다.

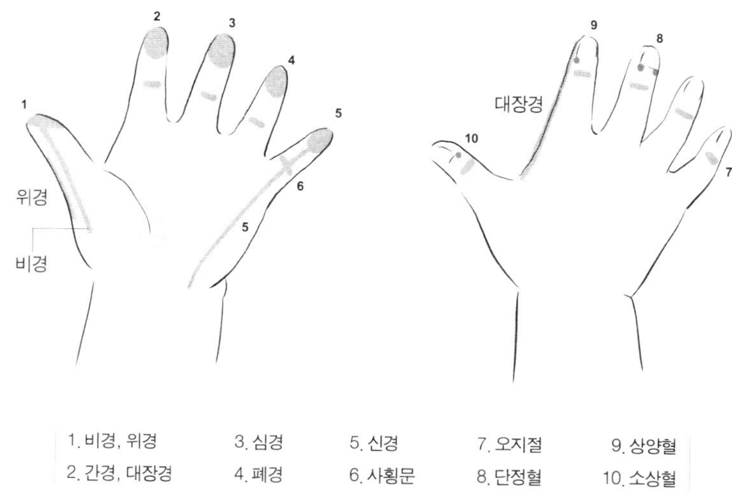



| | | | | |
|---|---|---|---|---|
| 1. 비경, 위경 | 3. 심경 | 5. 신경 | 7. 오지절 | 9. 상양혈 |
| 2. 간경, 대장경 | 4. 폐경 | 6. 사횡문 | 8. 단정혈 | 10. 소상혈 |

**손가락에 있는 혈자리**

●사횡문

집게손가락, 가운뎃손가락, 넷째 손가락, 새끼손가락의 두 번째 마디 안쪽 가로금이다. 주로 배앓이, 소화불량, 만성 기관지염, 기관지천식, 이상한 것을 먹기 좋아하는 증상을 치료한다.

●오지절

다섯 손가락의 손등 쪽 첫째 마디 가로금이다. 경기, 불안증, 기침, 가래가 막혀 숨이 찰 때 쓰인다.

● 단정혈

가운뎃손가락 손톱 밑 바로 아래 좌우로 각각 좌단정, 우단정
이라고 한다. 코피가 나거나 설사할 때, 토할 때, 경기 치료에 쓰
인다.


● 상양혈

집게손가락 손톱 밑의 오른쪽 조금 옆에 있다. 열을 내릴 때, 귀
가 잘 안 들릴 때, 갈증이 나거나 가슴이 답답할 때 쓰인다.


● 소상혈

엄지손가락 손톱 밑의 오른쪽 조금 옆에 있다. 목구멍이 붓거
나 가래 때문에 숨이 찰 때, 가슴이 답답할 때 쓰인다.


| 손바닥과 손등에 있는 혈자리 |

● 내팔괘

손바닥 한가운데를 중심으로 가운뎃손가락 아랫부분까지의 3
분의 2 되는 거리를 반지름으로 하여 원을 그리고, 여덟 방향에
건乾, 감坎, 간艮, 진震, 손巽, 이離, 곤坤, 태兌의 팔괘를 대응시킨 것
이다(아이의 왼손을 기준으로, 오른손은 반대 방향으로 한다).

엄지손가락으로 아이 손바닥의 내팔괘 위를 시계 방향으로 돌
려준다. 또는 왼손 엄지손가락으로 아이의 왼손 '이궁'(이괘의 자
리:가운뎃손가락 아래쪽 방향에 있다)을 누르고, 나머지 손가락으로 아

이의 손을 잡은 다음 오른손 엄지손가락으로 '건궁'(건괘의 자리 : 손
바닥을 세웠을 때 5시 방향의 새끼손가락 두덩 쪽에 있다)에서 '감궁'을 거
쳐 '태궁'까지 둥글게 돌린다. 이궁에 이르렀을 때는 이궁을 누르
고 있는 엄지손가락 위로 뛰어넘어 돌려야 하는데, 이렇게 해야
불의 기운인 이궁을 건드리지 않기 때문이다. 이렇게 돌리는 것
을 팔괘 돌리기 또는 팔괘순운법八卦順運法이라고 한다.

### •외팔괘

내팔괘와 마주하고 있는 손등 부분을 말한다. 내팔괘와 마찬가
지로 시계 방향으로 돌리거나 반대 방향으로 돌려준다. 내팔괘와
외팔괘를 돌면서 문지르면 경락과 기혈의 흐름을 도와 체질을 건
강하게 해주고, 뇌 활동도 차분하게 해준다.

### •판문혈

엄지손가락 두덩 안쪽 아래로 0.5치 내려간 엄지손가락 두덩
중심이다. 설사, 토할 때, 배가 붓고 아플 때, 소화불량, 열이 날
때, 코피가 날 때, 더위를 먹었을 때 쓰며, 발육불량에도 도움이
된다.

### •내노궁혈

손바닥 중심에 있는데, 주먹을 쥘 때 가운뎃손가락과 넷째 손가
락이 손바닥에 닿는 중간 지점이다. 열이 날 때, 소화불량이나 입속
염증이 있을 때 쓰인다.

• **신문혈**(음지혈)

손목과 새끼손가락 두덩이 만나는 가장자리에 있으며, 건궁이라고도 한다. 소화불량이나 밤에 울 때 쓰인다.

• **대횡문**

손바닥 쪽 손목의 가로금으로, 가운데가 대릉혈이고 그 양쪽으로 이어진 선을 가리킨다. 횡문이라고도 한다. 이때 엄지손가락 쪽을 양지, 새끼손가락 쪽을 음지라고 한다(팔뚝 쪽에 있는 양지혈과는 다르다). 소화 기능을 돕고 경기나 황달, 만성 기관지염, 기관지 천식에 쓰인다. 토하거나 설사, 아구창, 이가 아플 때 좋고, 밤울음증(야제병)에도 효과가 있다.

• **소횡문**

손바닥과 집게손가락, 가운뎃손가락, 넷째 손가락, 새끼손가락이 이어진 곳의 가로금이다. 열이 날 때, 입안이 헐었을 때, 기침할 때 쓰인다.

• **대릉혈**(총근혈)

손바닥 아래 손목 가로금 중간에 위치한다. 경기, 밤울음증, 토할 때, 설사 치료에 쓰인다.

• **태연혈**

손목 가로금 위 엄지손가락 두덩 아랫부분 횡동맥이 뛰는 곳의

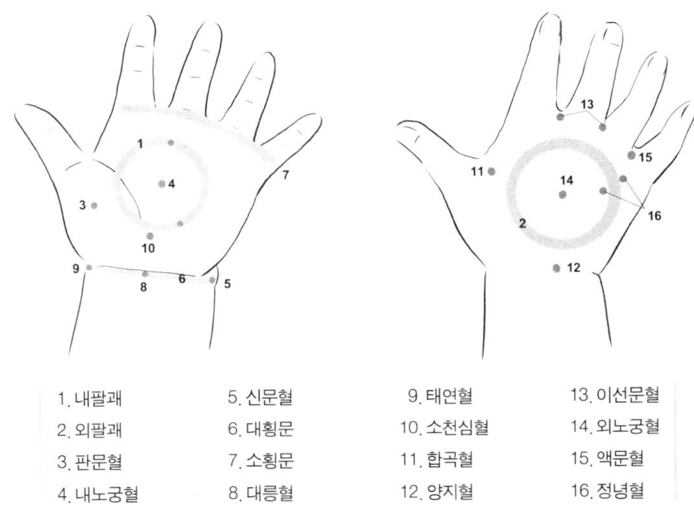


**손바닥과 손등에 있는 혈자리**

옆 오목한 자리이다. 주로 손목 관절병을 치료하는데, 정신을 안정시키는 작용도 한다. 주의력결핍 과잉행동장애, 배앓이, 만성 기관지염, 기관지천식에도 도움이 된다.

● **소천심혈**

엄지손가락 두덩과 새끼손가락 두덩이 만나는 오목한 곳이다. 경기, 경련, 불안 초조, 밤울음증 치료에 쓰인다.

● **합곡혈**

손등의 엄지손가락과 집게손가락이 갈라지는 사이 오목한 곳이다. 쓰임새가 많은 혈자리로 목이 뻣뻣할 때, 열이 날 때, 얼굴이 부었을 때, 입안이 헐었을 때, 코피가 날 때, 머리가 아플 때, 소화불량 따위에 두루 쓰인다.

### •양지혈

손바닥을 아래로 향하게 편 다음 가운뎃손가락과 넷째 손가락 사이와 길게 잇는 선과 손목 가로금이 만나는 오목한 곳이다. 머리가 아플 때, 변비, 근육 발육 치료에 쓰인다.

### •이선문혈

손등의 가운뎃손가락이 갈라지는 곳 양쪽 오목한 자리이다. 열이 높을 때, 감기로 기침을 할 때, 경기, 구안괘사, 만성 비염 치료에 쓰인다.

### •외노궁혈

손바닥의 내노궁혈과 마주하고 있는 손등 부분이다. 찬 기운을 받았을 때, 머리가 아플 때, 소화불량, 배앓이, 설사 치료에 쓰인다.

### •액문혈(이마혈)

손등의 새끼손가락과 넷째 손가락이 갈라지는 지점에서 손목쪽으로 조금 올라간 오목한 곳이다. 기침을 하거나 배가 아플 때, 이가 아플 때, 자면서 이를 갈 때 쓰인다.

• **정녕혈**

손등 외노궁혈 옆과 액문혈의 손목 방향 조금 아래 오목한 곳이다. 가래와 기침이 날 때 쓰인다.




• **기문혈**

허벅지 안쪽에 위치하는데, 무릎 안쪽 위 가장자리에서 넓적다리에 이르는 일직선이다. 다리 근육통, 성장통 치료에 쓰인다.


• **양릉천혈**

종아리 바깥쪽 약간 아래 부근의 오목한 곳이다. 소아마비 후유증, 근육 발육, 경기, 토할 때, 황달 치료에 쓰인다.


• **족삼리혈**

무릎 바깥쪽으로 3치 내려와 정강이뼈 바깥쪽에서 한 손가락 너비만큼 떨어진 곳이다. 토할 때, 배앓이, 변비, 경기, 성장통 치료에 쓰인다.


• **삼음교혈**

안쪽 복사뼈 가운데에서 위로 3치 올라간 곳이다. 소화불량, 오줌싸개, 오줌이 잘 안 나올 때, 경기할 때 쓰인다.

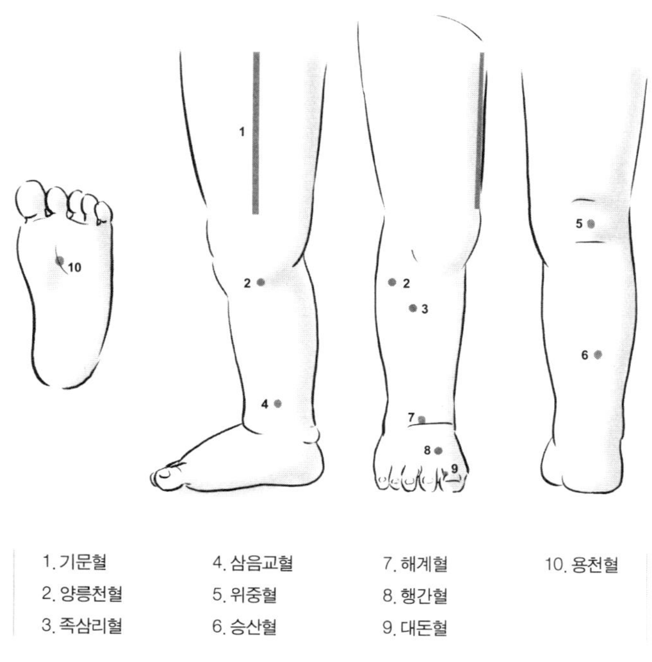



| | | | |
|---|---|---|---|
| 1. 기문혈 | 4. 삼음교혈 | 7. 해계혈 | 10. 용천혈 |
| 2. 양릉천혈 | 5. 위중혈 | 8. 행간혈 | |
| 3. 족삼리혈 | 6. 승산혈 | 9. 대돈혈 | |

**다리와 발에 있는 혈자리**

### ● 위중혈

무릎 뒤쪽 오금의 한가운데로, 두 힘줄이 패인 가운데이다. 경기, 소아마비 후유증, 근육 발달, 척추 옆굽음증 치료에 쓰인다.

### ● 승산혈

종아리 뒤쪽 굵은 근육의 가운데로, 발뒤꿈치를 들고 섰을 때 사람 '인人' 자 모양으로 갈라지는 근육 한가운데 오목하게 들어간 곳이다. 경기, 경련, 쥐가 났을 때, 소아마비 후유증, 기관지천식, 변비, 설사 치료에 쓰인다.

### •해계혈

발목 복사뼈 관절 가로금 가운데 오목한 곳이다. 경기, 설사, 더위 먹었을 때 쓰인다.

### •행간혈

발등의 첫 번째와 두 번째 발가락 사이에서 발목 쪽으로 조금 올라간 곳이다. 중이염, 경기, 머리가 아플 때, 눈이 붓고 아플 때 쓰인다.

### •대돈혈

엄지발가락 바깥쪽 발톱 뿌리와 발가락 관절 사이에 있다. 열이 날 때, 경기, 중이염, 야뇨증 치료에 쓰인다.

### •용천혈

발바닥 앞부분(전체에서 앞쪽으로 3분의 1 지점)의 오목한 곳이다. 쓰임새로는 온몸의 혈자리 가운데 으뜸으로 칠 만큼 모든 증상에 두루 쓰이는 혈자리이다. 열이 날 때, 머리가 아플 때, 인후염, 토하며 설사할 때, 뇌전증 치료에 효과가 있고, 두뇌 운동을 활발히 해준다.

손바닥과 발바닥에는 몸속의 오장육부와 여러 기관, 근육과 신경의 흐름과 관련 있는 각각의 영역이 서로 관련되어 있다. 그런 점에서 아기 때부터 쥠쥠이나 짝짜꿍을 시키는 것은 매우 훌륭한 건강 관리법이기도 하다. 발도 마찬가지이다. 발바닥을 자극하면 온몸의 피로가 풀리고 상쾌해진다.

발바닥 반응구역을 주물러 치유하는 방법은 고대 중국이나 이집트까지 거슬러 올라가는 오랜 역사를 가지고 있는 전통 의술이다. 그러므로 이것은 맹목의 믿음이 아니라 실제로 오랜 경험에 의해 깨우친 지혜에서 온 것이다. 발바닥을 자근자근 밟는 일은 몸속 오장육부와 신경, 핏줄과 힘줄을 꼭꼭 주물러주는 물리적 작용으로서 생명의 기운을 힘차게 돌려주는 귀한 일이다.

아이의 손발을 주무르기 전 먼저 손바닥과 발바닥의 반응구역(반사구역), 혈자리 또는 자극점을 익혀보도록 하자.

폐점
간점
콩팥혈
명문점
정천혈
노안점
심계점
파냉점
소부혈
노궁혈
땀과다점
발꿈치점
신문혈
자궁점
심장점
대장점
기침멎이점
치통점
지라점
소상혈
수심혈
위장점
어제혈
취점
지신혈
태연혈
대릉혈
내관혈

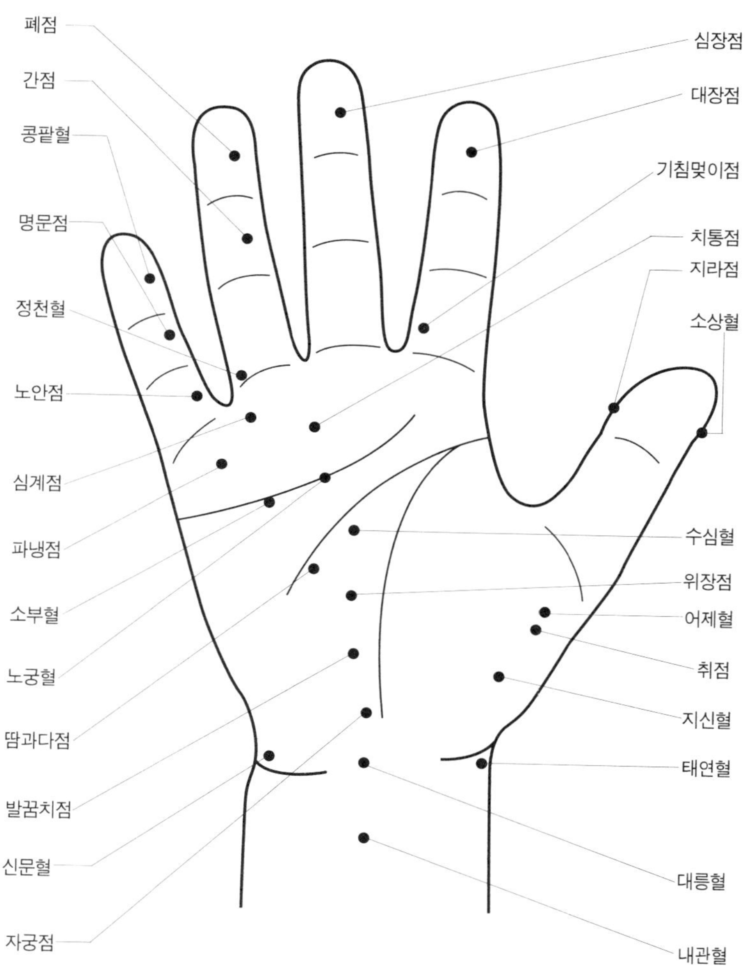

손바닥 반응 구역

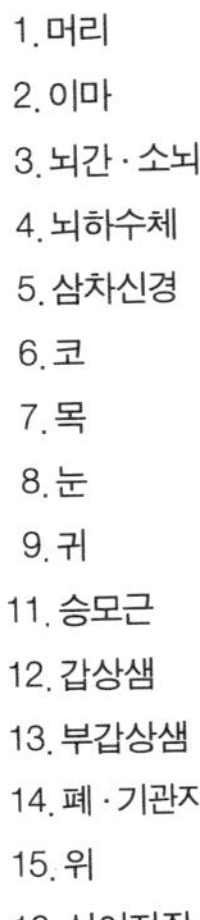
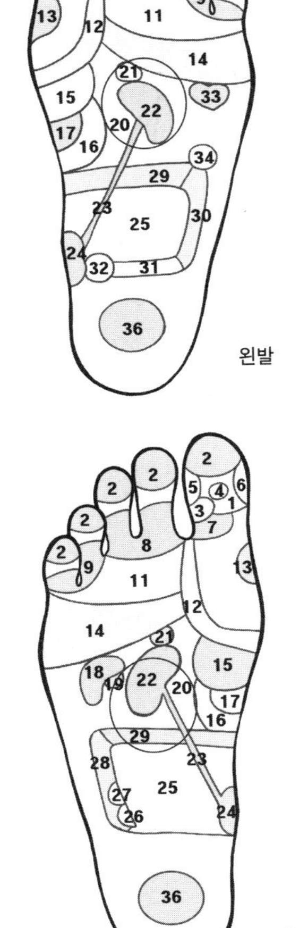



1. 머리
2. 이마
3. 뇌간 · 소뇌
4. 뇌하수체
5. 삼차신경
6. 코
7. 목
8. 눈
9. 귀
11. 승모근
12. 갑상샘
13. 부갑상샘
14. 폐 · 기관지
15. 위
16. 십이지장

17. 췌장
20. 복강신경총
21. 부신
22. 콩팥
23. 수뇨관
24. 방광
25. 작은창자
29. 가로(잘록)창자
30. 내림(잘록)창자
31. 곧은창자
32. 항문
33. 심장
34. 지라
36. 생식샘



1. 머리
2. 이마
3. 뇌간 · 소뇌
4. 뇌하수체
5. 삼차신경
6. 코
7. 목
8. 눈
9. 귀
11. 승모근
12. 갑상샘
13. 부갑상샘
14. 폐 · 기관지
15. 위
16. 십이지장

17. 췌장
18. 간
19. 쓸개
20. 복강신경총
21. 부신
22. 콩팥
23. 수뇨관
24. 방광
25. 작은창자
26. 맹장 · 충수
27. 돌막창자판막
(회맹판)
28. 오름(잘록)창자
29. 가로(잘록)창자
36. 생식샘

발바닥 반응 구역

# 우리 아이 날마다 하는 건강 관리

**3장**

# 아기 주무르기

## – 태어나서 돌까지

### ■ 갓난아이 주무르기

갓 태어난 아기는 내내 잠만 잔다. 젖을 먹을 때나 오줌똥을 누어 몸이 불편할 때만 잠깐씩 깬다. 이때 함부로 바깥 바람을 쏘이거나 큰 소리를 내거나 거칠게 만지면 아기가 놀란다. 아기가 놀랐다는 것은 세상의 기운에 적응할 준비가 덜 된 상태에서 갑자기 자극을 받아 몸과 마음의 기초가 흔들린 것을 뜻한다. 한 번 기초가 흔들리면 두고두고 몸에 영향을 미친다. 갖가지 질병으로 나타나기도 하고, 기운이 달리거나 신경이 예민해지기도 한다.

그러므로 신생아 때는 아기를 조용하고 편안하게 보살펴야 한다. 아기는 아주 작은 깃털 소리나 시곗바늘 소리에도 놀라고, 심지어는 버둥거리는 제 손발에도 놀란다. 그래서 처음에는 포대기에 꼭꼭 싸서 여며주는 것이다. 그러다가 시간이 지날수록 조금씩 느슨하게 해주어 아기의 몸과 마음을 안정시키고 적응하게 한다.

또 태어나서 사흘 정도는 목욕도 삼가는 것이 좋고, 이후에도 너무 자주 씻기는 것은 좋지 않다. 이렇게 조심조심 삼칠일 때까지는 엄마와 아기 모두 쉬면서 새로운 환경에 조금씩 적응해가는 시기이므로 주무르지 않는 것이 좋다. 삼칠일 이후부터는 아기가 기분 좋을 때 조금씩 아기 몸을 만져주기 시작하면 된다. 특히 아기 몸을 주무를 때 조심해야 하는 부위가 있다. 갓난아이의 머리에는 숫구멍이 있는데, 이마 바로 위의 앞숫구멍(대천문)과 그 뒤쪽의 뒷숫구멍(소천문)이 그것이다. 손을 대어 보면 머리뼈가 닫히지 않아 말랑말랑하며 마치 숨을 쉬는 것처럼 부풀었다 꺼졌다 한다. 뒷숫구멍은 생후 6~8주, 앞숫구멍은 두 돌이 될 무렵에야 닫힌다. 이곳은 절대로 누르거나 문질러 자극을 주어서는 안 된다.

삼칠일이 지나고 나면 살살 쓰다듬는 정도로 주무르기를 시작한다. 하루 한 번, 5분에서 10분 정도가 적당하다. 어떤 경우에도 무리하지 말아야 하며, 아기가 커감에 따라 세기를 조절하면 된다.

주무르는 손길은 아주 부드럽고 가벼워야 한다. 한 곳을 너무 오래 주물러서도 안 되고, 뼈가 닿는 느낌이 들 때까지 눌러서도 안 된다. 관절 부위는 더더욱 함부로 누르지 않도록 주의해야 한다. 갓난아이를 누를 때 엄지손가락보다는 새끼손가락을 쓰도록 한다. 엄지손가락에는 자칫 너무 센 힘이 실릴 수 있기 때문이다. 갓난아이는 쓸어주고 부비고, 살짝살짝 눌러주는 정도에서 그쳐야 한다.

이 밖에 몇 가지 염두에 둘 것이 있다. 먼저 아기에게 주무르는 일은 놀이이어야 한다. 엄마 아빠와 함께 하는 즐거운 주무르기는 시각, 청각, 후각, 촉각과 같은 감각 기능을 발달시켜주고, 깊은 정서적 교감을 나누게 해주는 훌륭한 놀이이다. 그러므로 아기 몸을 만질 때는 아기의 몸 상태를 잘 살펴서 기분 좋을 만큼만 해주도록 한다.

또 주의할 것은 아기가 스스로 얼마나 잘 움직이는지를 꼼꼼히 관찰하고 도와주어야 한다. 개인차가 있기는 하지만 아기들은 대체로 그 월령에 맞는 운동을 하기 마련이다. 갓난아이 때는 기껏해야 기지개를 켜는 정도이지만 한두 달이 지나면서 목 가누기, 뒤집기, 기기, 일어서기를 차례로 하게 된다. 아기들의 운동은 속성 과정이 없다. 오히려 조금 느리더라도 그 단계의 운동을 충분히 하고 넘어가는 것이 옳다.

이때 주무르기로 그 단계를 앞당기려고 해서는 안 된다. 하루 종일 뒤집기만 한 아기라면 그로 인해 피곤해진 등 근육을 살살 쓸어주는 정도로 만족해야 한다. 뒤집기, 기기 따위의 운동을 천천히 충분히 해야 하는 이유는 굳이 전문 자료나 통계를 들먹이지 않아도 알 수 있다. 전반적 발달 과정에 문제가 있는 아이들이 그렇지 않은 아이들에 비해 아기 운동이 부족했거나 어려움을 겪은 경우가 많았다는 사실에서도 알 수 있다.

이쯤에서 한 마디 덧붙이면, 아기들이 소소하게 아픈 것을 가지고 지레 겁을 내거나 호들갑을 떨지 않도록 하자. 대체로 여섯

달 정도까지는 엄마 젖에서 면역 성분이 나오기 때문에 아기들은 병에 잘 걸리지 않는다. 그러다 이유식을 시작하고 옹알이와 낯가림을 할 무렵부터 자주 탈이 난다. 감기도 걸리고 체하기도 한다. 이렇게 소소하게 아픈 것은 아기의 성장 과정에서 어쩌면 자연스러운 일인지도 모른다. 아기들은 아프면서 스스로 면역 능력을 키운다. 그러므로 아기가 전혀 아프지 않고 성장하는 것은 오히려 이상한 일이다. 마음을 써야 할 것은 모든 병으로부터 아기를 보호하는 일이 아니라 아프되 별 탈 없이 잘 앓고 넘어가게 도와주는 일이다.

아기가 아프면 너무 심하게 아픈 것은 아닌지, 모르는 병은 아닌지, 점점 더 심해지는 것은 아닌지, 다른 병과 겹치는 것은 아닌지를 먼저 살피고 이런 증상이 있다면 바로 의사에게 보여야 한다. 때를 놓쳐서 병을 키우는 것처럼 안타까운 일은 없다. 이렇게 심각한 경우가 아니라면 아기가 병을 잘 견디고 넘어갈 수 있게 도와주어야 한다. 쾌적한 환경을 만들고 먹이는 것도 조심하고, 몸도 잘 주물러준다. 아기 몸을 주무르면 불쾌하고 아픈 증상을 덜어줄 수 있어 한결 수월하게 병을 넘길 수 있다. 또 기혈의 흐름을 도와 병의 회복을 앞당겨준다. 아기 스스로도 엄마의 손길로 아픔이 덜해지는 것을 느끼면서 불안했던 마음이 가라앉게 된다. 이렇게 잠깐 앓고 나면 아기는 전보다 더 야물고 단단해진다.

날마다 주무르기는 특별한 병이 없을 때 아기가 튼튼하게 자라는 것을 돕는 마사지법이다. 동작은 아기가 가장 부담을 덜 느끼는 다리부터 시작해 한 부위에 서너 번씩 되풀이한다. 다만, 갓난아이일 때는 아기가 불편해하므로 엎드리는 동작은 무리이다. 이때는 아기를 안아 올려 등을 쓸어주거나, 앉은 다리를 한 다음 아기를 다리 위에 엎어놓고 쓸어준다. 갓난아이를 주무르는 방법은 다음과 같다.

### 다리 펴기

아기의 발목을 한 손으로 잡아 든 다음 다른 한 손으로 아기의 허벅지를 감싸쥐고 발목 쪽으로 쓸어내린다. 서너 번 쓸어준 다음에는 반대 방향으로도 쓸어준다. 아기 발을 들 때 너무 높이 들어 엉덩이나 허리까지 들리지 않도록 조심한다.

### 다리 쥐기

두 손바닥으로 아기의 다리를 감싸쥐고 번갈아 왔다 갔다 하면서 살짝 비틀 듯이 쥐며 내려간다.

### 발바닥 누르기

양손으로 아기의 발목을 감싸쥔 다음 엄지손가락으로 아기 발바닥을 골고루 눌러준다. 발가락 사이사이도 누르고, 발바닥 한

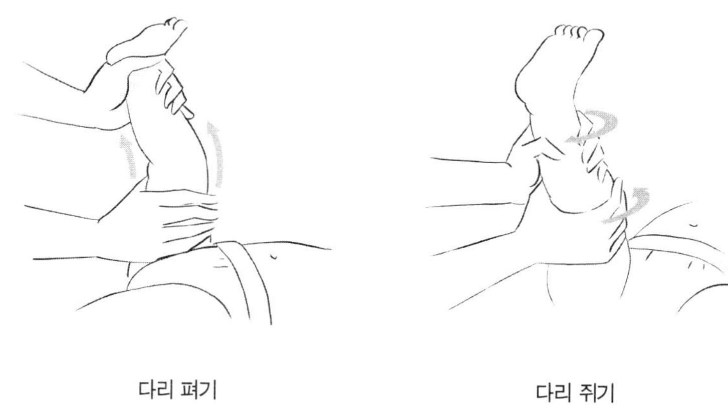

다리 펴기　　　　　　　다리 쥐기

가운데를 지긋이 눌러준 다음 쓸듯이 문질러준다.


### 팔 쓸어내리기

아기의 팔목을 한 손으로 잡은 다음 다른 한 손으로 아기 팔의 겨드랑이 쪽을 감싸쥐고 팔목 쪽으로 쓸어내린다.


### 팔 쥐기

두 손바닥으로 아기의 팔을 감싸쥐고 번갈아 왔다 갔다 하면서 살짝 비틀 듯이 쥐며 내려간다.


### 손 쓸기

아기의 손바닥을 위로 향하게 편 다음 한 손으로는 아기의 팔목과 손등을 감싸쥐고, 다른 손 전체로 아기의 손바닥 아래에서 손가락 끝까지 훑듯이 쓸어준다.

### 손가락 쓸기

한 손으로 아기의 손목을 살짝 감싸쥔 다음 다른 손 엄지손가락과 집게손가락으로 아기 손가락을 차례로 펴듯이 쓸어준다.

### 손바닥 문지르기

한 손으로 아기의 손바닥을 위로 향하게 해 손목을 감싸쥔 다음 다른 손 엄지손가락이나 집게손가락으로 아기 손바닥을 시계 방향으로 둥글게 문지른다.

### 배 쓸어내리기

양손으로 아기의 배를 번갈아가며 아래로 쓸어내린다.

### 배 쓸기

손가락을 조금 세워 아기 배에 얹고 배꼽을 중심으로 시계 방향으로 돌면서 쓸어준다.

### 가슴 문지르기

양손을 아기의 가슴에 얹고 양쪽으로 동그라미를 그리듯이 문질러준다.

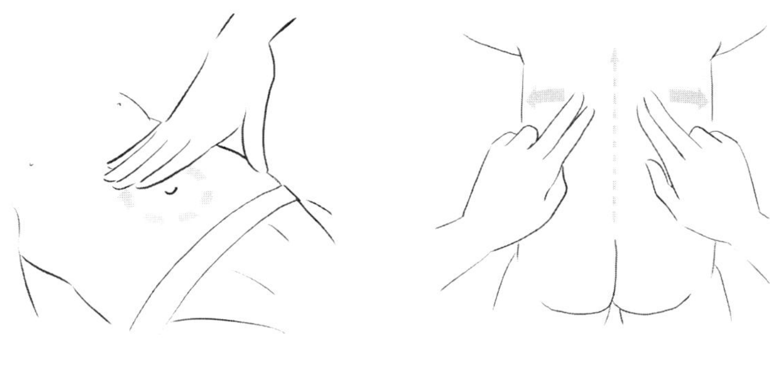

배 쓸기                    등 문지르기

## 등 쓸어내리기

아기를 엎드리게 해 손 전체로 아기의 어깨에서 엉덩이까지 쓸어내린다.

## 등 문지르기

아기의 등뼈 바로 옆에서 바깥쪽으로 한 손가락 또는 두 손가락으로 문지르는데, 등뼈 아랫부분에서 시작해 위로 올라가면서 차례로 문지른다. 이때 등뼈 자체를 누르거나 자극을 주지 않도록 한다.

## 엉덩이 누르기

양손으로 아기 엉덩이를 둥글게 누르며 문지른다.

### 눈썹 쓸기

양손으로 아기의 머리를 감싸쥔 다음 엄지손가락으로 눈썹 머리에서 눈썹 꼬리까지 쓸어준다.

### 콧대 쓸기

집게손가락으로 아기의 콧대 옆을 살짝 누르며 쓸어내린다.

### 웃는 입 만들기

양손으로 아기 얼굴을 감싸쥐고 엄지손가락으로 아기의 입술 주변을 한가운데에서 바깥쪽으로 문지르는데, 웃는 것처럼 입꼬리를 살짝 올려준다. 귀 옆까지 가서는 지긋이 눌러준다.

## ■ 기저귀 체조

새 기저귀를 차고 기분도 상쾌한 아기에게 간단한 체조를 시켜보자. 온몸을 주무르는 것만큼이나 아기의 건강에 도움이 되는 전신 운동이다. 다만, 돌이 되기 전의 아기는 고관절이 충분히 발달하지 않았으므로 다리를 힘주어 곧게 펴주는 동작은 삼가야 한다. 두 돌 전의 아기라면 둥글게 휜 다리가 정상인데, 두 돌 무렵부터는 무릎이 점차 펴져 곧게 된다. 다리를 곧게 펴겠다고 두 돌도 안 된 아기에게 이른바 쭉쭉이 체조를 해주면 고관절이 정상적으로 발달하는 데 문제가 생긴다. 기저귀 체조의 순서는 다음과 같다.

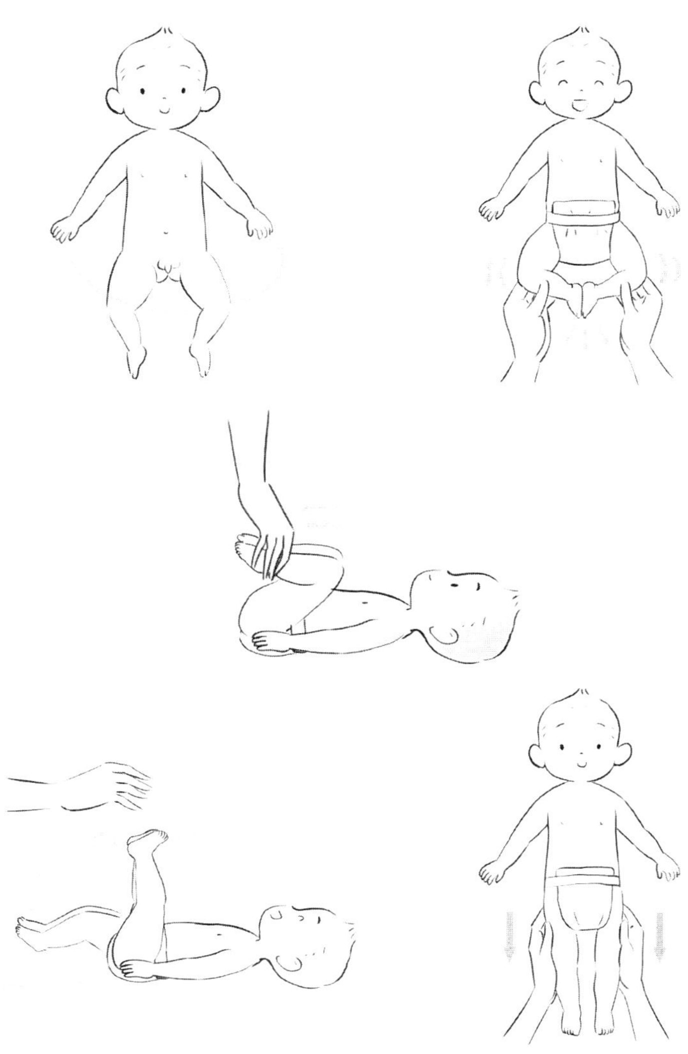

기저귀 체조

▸새 기저귀를 채우기 전에 잠시 동안 기저귀를 열어두어 바람
 목욕(풍욕)을 시킨다.

▸기저귀를 채운 뒤 아기의 양 발바닥을 박수치듯 몇 차례 맞부
 딪친다.

▸발목을 잡고 무릎을 모아 가슴에 닿을 정도로 구부려 배가 살
 짝 눌리게 한다.

▸발목을 잡아 위로 올린 다음 발목을 흔들어주다가 살짝 아래
 로 떨어뜨린다.

▸양손을 아기의 엉덩이 바깥쪽에 가지런히 대고 지그시 누른
 다음 허벅지에서 발끝으로 쓸어내리며 일자로 펴준다. 이때
 힘을 주어 다리를 일자로 만들지 않는다.

**첫째, 등을 덥게 한다.**

등에는 폐와 기관지를 비롯해 오장육부의 경혈과 반응점이 모두 있다. 등을 따뜻하게 하면 온몸 기혈의 흐름이 좋아져 질병을 예방할 수 있다.

**둘째, 배를 덥게 한다.**

뱃속이 차면 피 순환이 잘 되지 않고 소화불량도 생긴다. 여름에도 배는 따뜻하게 해주어야 한다.

**셋째, 발을 덥게 한다.**

발에는 몸의 십이경락이 모두 거쳐 간다. 발을 따뜻하게 해야 온몸의 기혈 흐름이 잘 되어 건강할 수 있다.

**넷째, 머리를 서늘하게 한다.**

머리는 양기가 모여 열이 많은 곳이므로, 서늘하게 해주어야 좋다.

**다섯째, 가슴을 서늘하게 한다.**

심장은 오행으로 보면 '화火'에 속한다. 스트레스로 열이 더해지면 상체에 열이 오르며 탈이 난다.

**여섯째, 괴상한 물건을 보이지 않는다.**

마음이 여리고 약한 아이들에게 괴상하고 낯선 물건을 갑자기 보여 놀라게 하면 몸에 탈이 나고 예민한 성격이 된다.

**일곱째, 비위는 늘 따뜻하게 한다.**

비위란 소화기 계통을 말한다. 아이들은 소화기에 탈이 나기 쉬우므로 따뜻한 음식을 먹게 해 늘 보호해야 한다.

**여덟째, 울음이 멈추기 전에 젖을 먹이지 않는다.**

울음을 그치게 하려고 억지로 입에 젖을 물리는 때가 있다. 이렇게 하면 토하거나 젖이 기관에 잘못 들어가 호흡기 질병에 걸릴 우려가 있다.

**아홉째, 경분과 주사를 먹이지 않는다.**

예전에는 아기가 놀랐을 때 응급약으로 경분輕粉과 주사朱砂를 먹이는 일이 있었다. 그런데 이 약재는 약성이 매우 강해 아기에게 먹이기에는 적당하지 않다.

**열째, 목욕을 자주 시키지 않는다.**

여름에 목욕을 너무 자주 시키면 쉽게 지치고 더위 먹기도 쉬우며, 겨울에는 감기에 걸릴 우려가 있다. 또 피부 저항력도 떨어져 오히려 좋지 않다.

# 우리 아이 날마다 주무르기

## – 돌 이후

## ▨ 돌이 지난 아이 주무르기

그저 조심스럽기만 하던 아기가 어느덧 돌이 지나고 걸음마를 하더니, 여기저기 돌아다니며 사고를 치기 시작한다. 하루가 다르게 말도 늘고 제법 소견도 생겨 고집을 부리기도 한다. 아기가 아니라 이젠 아이가 된 것이다.

이제부터 아이는 하루가 다르게 자란다. 아이가 아프지 않고 탈나지 않고 쑥쑥 커준다면 그보다 큰 복이 없을 것이다. 하지만 아프지 않고 크는 아이는 없다. 아프다는 것은 자라는 과정의 한 부분이다. 몸이 아파도 마음이 아파도 아이들은 그 아픔을 견뎌내면서 커간다. 다만, 그 아픔의 정도가 견뎌낼 수 있을 만큼일 때만 그렇다. 그 정도를 넘어서면 몸을 해치게 되는데, 견뎌내는 것이 아니라 꺾일 수도 있다. 견뎌낼 수 있는 정도를 넘어선 고통은 몸을 주저앉힌다.

그런데 견뎌낼 수 있는 아픔의 정도는 사람마다 다르다. 사람마다 견딜 수 있는 고통의 한계점이 다르기 때문이다. 어떤 이는 작은 충격에 온몸이 뿌리째 흔들리고, 또 어떤 이는 도저히 견딜 수 없을 것 같은 충격을 무사히 넘기기도 한다. 오히려 그런 아픔을 넘어서면서 더욱 단단해진다. 그 차이는 기초 체력이 얼마나 좋으냐에 따라 다르다. 예부터 기초 체력이 좋은 것을 두고 '원기가 좋다', '원기가 왕성하다'고 했다.

원기란 인간이 생명을 유지하고 활기차게 살아가게 하는 삶의 에너지이다. 원기가 왕성한 아이는 병에도 잘 걸리지 않고, 병에 걸려도 쉽게 낫는다. 반대로 원기가 부족하면 쉽게 지치고 매사에 활력이 없다. 쉽게 병에 걸리고, 오래 가며 후유증도 길게 남는다. 우리 아이의 몸을 주물러주는 이유는 단단한 기초 체력을 만들어주려는 데 있다. 타고난 체력 못지않게 정성스런 보살핌이 아이를 튼튼하게 만든다.

날마다 하는 주무르기를 통해서 가장 먼저 해야 할 일은 아이의 몸을 진단하는 것이다. 아이 몸을 만지기에 앞서 먼저 피부를 살펴보아야 한다. 멍이 든 곳은 없는지, 움푹 꺼지거나 부어오른 곳은 없는지 잘 살펴본다. 또 살이 트거나 각질이 일어난 곳이 없는지도 살펴본다. 가볍게 다쳐서 멍이 들었거나 긁힌 것은 괜찮지만, 그렇지 않을 때에는 주의 깊게 관찰해야 한다. 이유 없이 멍이 오래가거나 살갗 밑에서 멍울이 잡히고 움푹 꺼지거나 부어 올랐을 때는 주의해야 한다. 대개는 며칠 내에 사라지거나 누그러지지만, 오래가거나 아이가 아파한다면 병원에 데려가는 것이 안전하다.

피부를 살핀 다음에는 몸의 자세를 보도록 하자. 목이 바르게 서 있는지, 팔다리가 굽은 곳이 있는지, 등뼈가 굽지는 않았는지, 똑바로 서거나 누웠을 때 양쪽 엉덩이가 비뚤지는 않은지를 고루 살핀다. 혹시 이상이 있는 곳이 있고, 그러한 상태가 계속된다면 역시 전문가와 상담하는 것이 좋다. 상담을 하면서는 집에서 일상적으로 교정 치료를 도울 수 있는 방법이 무엇인지를 꼭 물어보아야 한다. 자세 교정 치료는 대체로 비용이 많이 든다. 그러나 일찌감치 몸의 바른 성장을 돕는 주무르기를 하고 있었다면 예방도 치료도 큰 걱정 없이 해낼 수 있다.

몸을 이곳저곳 만지면서 특히 아파하는 곳이 없는지 살핀다. 평소 늘 하던 대로 주물렀는데 갑자기 아파한다면 그곳에 문제가 있거나, 그 부위와 관련된 몸속 장기에 탈이 났기 십상이다. 기혈의 흐름이 막힌 곳은 아프고 뻐근하다. 찌르는 듯하거나 칼로 베는 듯한 통증을 느낄 때는 병원에 데려가야 하지만, 그것이 아닌 통증이라면 조금씩 주무르는 강도를 높이면서 계속 주물러주면 막힌 기혈이 풀리고 체액의 흐름이 뚫리면서 차츰 통증도 가시고, 그와 관련된 몸속 장기도 활력을 되찾게 된다.

날마다 하는 주무르기는 '일상적인 건강 관리법'으로 원기를 북돋아주고 성장 발육을 돕는 방법이다. 특별히 아프거나 불편한 곳이 없을 때, 또 질병을 회복하는 시기에 하면 좋다. 때로는 준비 동작이 될 수도 있다. 아이가 어딘가 탈이 났거나 불편한 증상이 있을 때 특정한 주무르기를 집중적으로 해주기에 앞서 몸 전체를 쓰다듬는 느낌으로 만져주는 방법이다.

순서는 머리와 얼굴에서 시작해 팔, 가슴, 배, 허리, 다리로 옮겨간다. 손과 팔을 먼저 해도 괜찮다. 손과 팔, 다리와 발은 한쪽을 주무른 다음 다른 쪽도 마저 주물러준다. 한 동작은 각각 두세 번에서 50번쯤 거듭한다. 크게 돌리거나 전체를 쓸어주는 것처럼 느리고 큰 동작은 두세 번에서 다섯 번쯤, 한 곳을 누르거나 비비는 것처럼 작고 빠른 동작은 열 번에서 50번쯤 거듭한다. 동작은 너무 세지 않은 정도로 지긋이 너무 빠르지 않게 해주며, 모든 동작을 20분에서 30분 사이에 마치도록 한다.

주무르기의 모든 과정을 한꺼번에 다 하려고 하거나, 정확한 위치를 찾아서 하려고 너무 애쓸 필요는 없다. 사실 그대로 다 하려면 시간도 많이 걸리고 힘도 많이 들어 하는 이나 받는 아이 모두 지칠 수 있다. 되도록 많은 방법을 소개하기 위해서 자세히 소개해놓은 것이므로 형편에 따라서 적당히 덜고 보태도록 하자. 아이들에게 자주 쓰는 혈자리와 지압점, 그리고 주무르는 방법은 이미 앞에서 자세히 설명해놓았다.

### 손가락 쓸어내리기

한 손으로 아이의 손바닥을 위로 향하게 잡는다. 그런 다음 다른 손 집게손가락과 가운뎃손가락, 넷째 손가락을 모아 아이의 손목에 대고 손가락까지 길게 쓸어내린다.

### 손가락 문지르기

아이의 엄지손가락을 쥐고 엄지손가락 지문 면을 둥글게 굴리면서 문지른 다음 손가락 끝에서 아래쪽으로 밀어 내린다. 다른 손가락도 차례로 문지른다.

### 손가락 주름 문지르기

엄지손가락으로 아이의 손가락 안쪽 주름을 차례로 문지른 다음 바깥쪽 주름도 마저 문지른다.

### 손바닥 문지르기

아이의 손바닥에 있는 내팔괘를 시계 방향으로 둥글게 문지른다. 그런 다음 엄지손가락이나 가운뎃손가락으로 아이의 손바닥 한가운데 있는 내노궁혈을 지긋이 누르거나 문지르고, 이어 소천심혈을 누르거나 문지른다. 또 엄지손가락 두덩 한가운데의 판문혈을 누른 다음 새끼손가락 두덩을 길게 쓸듯이 문지른다.

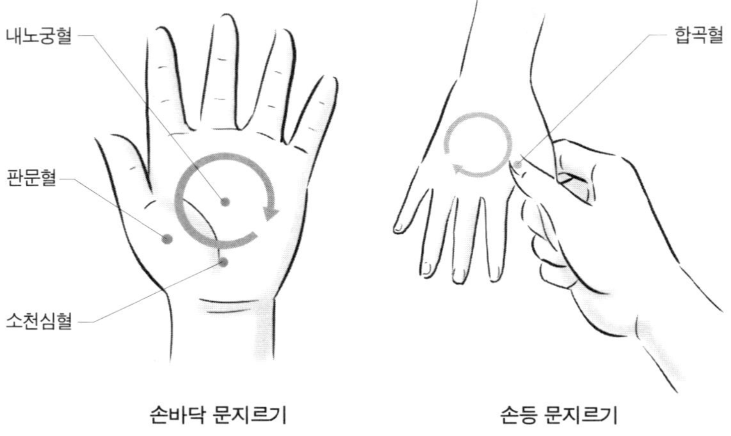



## 손등 문지르기

엄지손가락과 집게손가락으로 아이의 엄지손가락과 집게손가락이 갈라지는 곳의 합곡혈을 맞잡아 쥐고 주무르거나 문지른다. 그런 다음 손등의 외팔괘를 둥글게 문지른다.

## 손목 밀기

아이의 손바닥을 위로 향하게 하고 양손으로 손목을 잡은 다음 양손의 엄지손가락으로 손목 중심에서 바깥쪽으로 밀어내듯이 문지른다.

## 손목 문지르기

엄지손가락이나 가운뎃손가락으로 아이의 손목 가로금을 둥글게 문지른다.

| 팔 만지기 |

### 어깨 문지르기
아이의 팔을 들어 어깨 관절 앞뒤의 오목한 곳을 쥐고 문지른다.

### 팔꿈치 문지르기
팔을 굽혀 아이의 팔꿈치를 잡고 엄지손가락과 가운뎃손가락으로 아이 팔꿈치 안쪽 소해혈과 바깥쪽 곡지혈을 함께 문지른다.

### 팔 주무르기
아이의 손목에서 손목의 폭만큼 위로 올라간 곳의 내관혈과 손등 쪽 같은 지점의 외관혈을 엄지손가락과 가운뎃손가락으로 맞잡고 주무른다.

### 팔 쓸어내리기
아이의 손목을 잡고 팔을 쭉 펴게 한 다음 팔의 바깥쪽을 쓸어내린다.

### 팔 돌리기
한 손으로 아이의 손을 잡고 다른 손은 어깨 근육 한가운데의 견정혈을 누른 다음 곧게 편 팔을 작게 돌려준다.

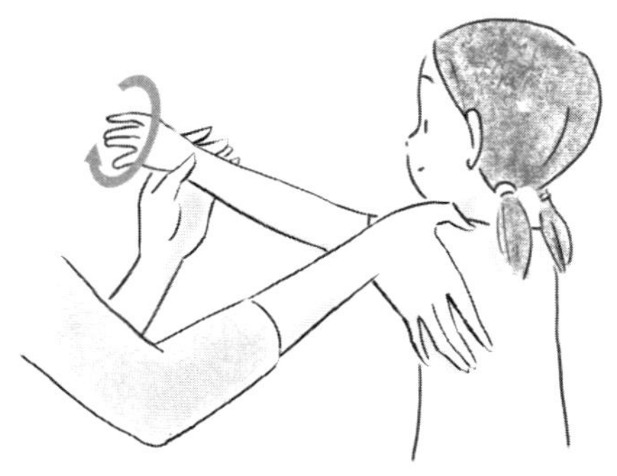

팔 돌리기



## 이마 밀기

양손으로 아이 머리를 잡고 엄지손가락으로 아이 눈썹 사이 미간에서 이마 위 머리카락이 난 곳까지의 천문혈을 곧게 밀어준다.

## 눈썹 문지르기

양손의 엄지손가락으로 아이의 눈썹 머리에서 눈썹 꼬리까지에 이르는 감궁혈을 곧게 밀어준다.

## 눈 옆 문지르기

아이의 양쪽 눈 바깥쪽 오목한 곳의 태양혈을 엄지손가락으로 문지른다.

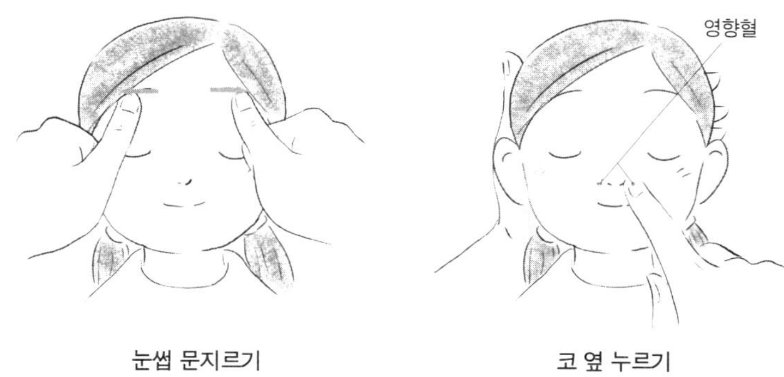


눈썹 문지르기　　　　　코 옆 누르기

## 코 옆 누르기

아이의 뒷머리를 한 손으로 받친 다음 다른 손 집게손가락으로 콧방울 옆 오목한 곳의 영향혈을 누른다.

## 턱 문지르기

아이의 턱뼈 모서리에서 양쪽 볼 안쪽 근육에 있는 협거혈을 가운뎃손가락으로 문지른다.

## 귀 옆 문지르기

아이의 귀 옆 볼 쪽 오목한 곳(입을 벌렸을 때 오목해지는 곳)의 이문혈을 가운뎃손가락으로 문지른다.

## 귓불 당기기

엄지손가락과 가운뎃손가락으로 아이의 귓불을 잡고 가볍게 잡아당긴다.

### 목 주무르기

한 손으로 아이의 이마를 받치고 다른 손으로 목덜미를 잡고 위아래로 쓸며 문지른다. 이어 목덜미 머리카락이 나기 시작한 곳의 양쪽 풍지혈을 엄지손가락과 가운뎃손가락으로 살살 주무른다. 그런 다음 목덜미 머리카락이 난 곳 한가운데에서 아래 천주혈까지 손가락으로 쓸어내린다.

### 어깨 주무르기

아이의 어깨 근육 한가운데 있는 견정혈을 중심으로 주무른다.

**| 가슴과 배 만지기 |**

### 가슴 쓸기

아이를 눕힌 다음 손바닥으로 아이의 가슴 전체를 위쪽으로 쓸어주고 옆으로도 쓸어준다. 그런 다음 양손 엄지손가락과 나머지 네 손가락을 벌려 아이의 가슴에 댄다. 이때 양손의 엄지손가락은 아이의 복장뼈(가슴뼈) 중심에 대고, 나머지 네 손가락은 겨드랑이에 놓은 다음 엄지손가락으로 가슴뼈를 따라 옆으로 쓸어준다.

### 가슴 문지르기

아이의 목 아래 오목한 곳인 천돌혈에 가운뎃손가락을 대고 문지른다. 이어 천돌혈에서 배꼽까지를 집게손가락으로 쓸어내린다. 그런 다음 가슴 한가운데 있는 단중혈을 가운뎃손가락으로

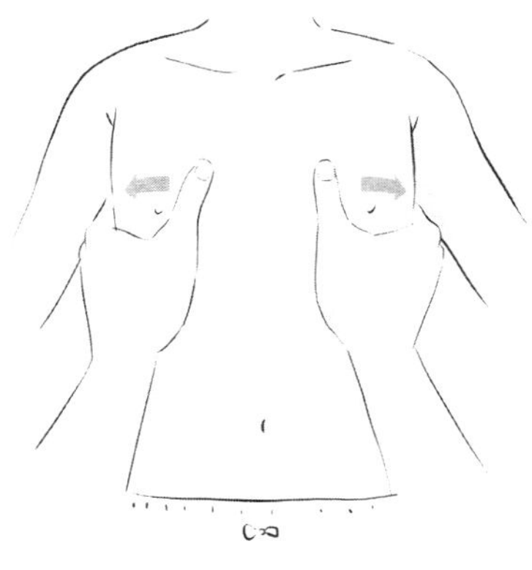

**가슴 쓸기**

문지른 다음 엄지손가락으로 젖꼭지 부위까지 옆으로 쓸어준다.


### 배 문지르기

아이의 복장뼈에서 배꼽 사이 중간에 있는 중완혈을 가운뎃손가락이나 집게손가락을 이용해 시계 방향으로 둥글게 문지른다.


### 단전 문지르기

손바닥 아랫부분으로 아이의 배꼽 아래에 있는 단전혈을 시계 방향으로 둥글게 문지른다.


### 배 전체 문지르기

집게손가락과 가운뎃손가락, 넷째 손가락을 모아서 아이의 배 전체를 시계 방향으로 가볍게 문지른다.

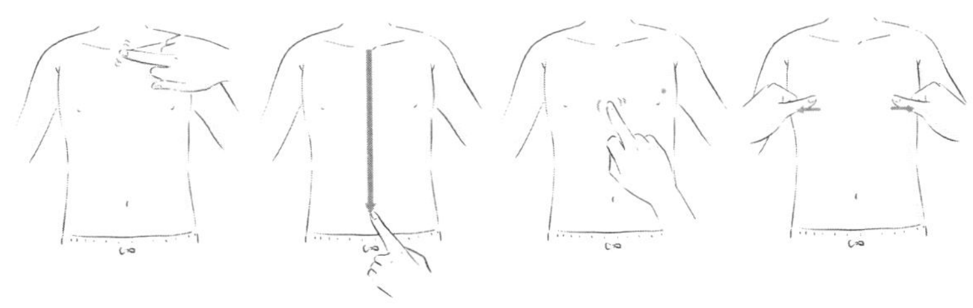

가슴 문지르기

| 등과 허리 만지기 |

## 등허리 만지기

아이를 엎드리거나 앉힌 다음 양손 엄지손가락이나 가운뎃손
가락을 아이의 등 가장 위쪽 등뼈 양옆에 대고 누르면서 아래쪽
신수혈 밑까지 차례로 문지르며 내려간다.

## 등뼈 집기

양손으로 아이의 등뼈 양쪽을 따라 아래에서 위로 살갗을 집어
주면서 올라간다.

## 등뼈 밀기

집게손가락과 가운뎃손가락으로 아이의 등뼈를 따라 죽 밀어
준다.

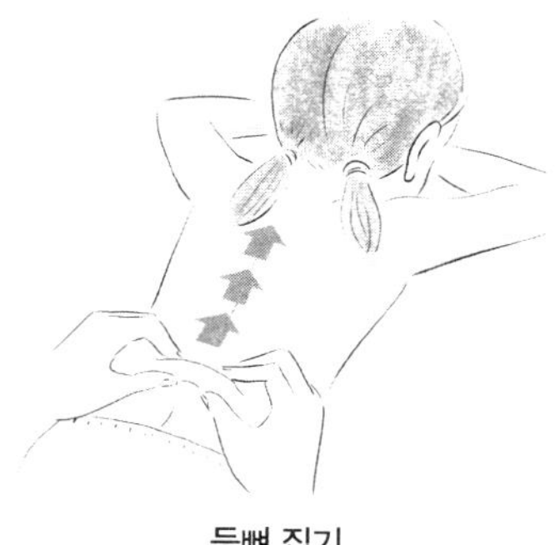

등뼈 집기

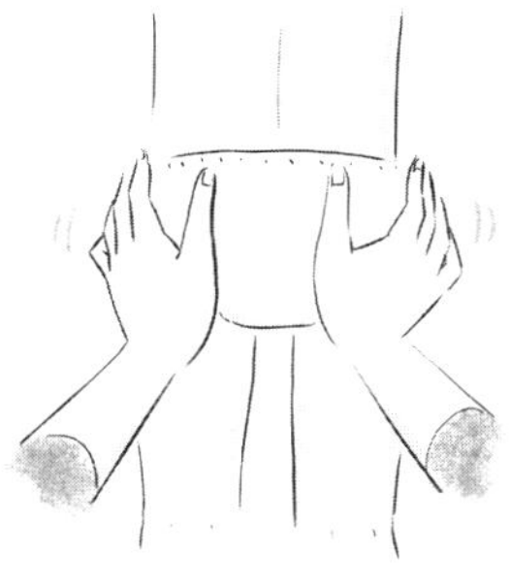

엉덩이 문지르기

### 등 문지르기

엎드린 아이의 등 위에 손바닥을 옆으로 대고 앞뒤로 문지른다. 등 뒤에서 시작해 엉덩이까지 지그재그로 내려온다.

### 등 두드리기

양손 손바닥으로 번갈아 아이의 등을 가볍게 두드린다.

### 엉덩이 문지르기

손바닥 전체로 아이의 양쪽 엉덩이를 주무른 다음 엉덩이의 움푹한 곳을 문지른다.

| 다리와 발 만지기 |

### 다리 주무르기

아이를 엎드리게 한 다음 허벅지 뒤쪽 위에서 발목까지 내려가면서 살짝 쥐어준다.

### 넓적다리 밀기

손가락을 모아 아이의 허벅지 안쪽 무릎 위에서 샅굴 부위(서혜
부)에 이르는 일직선인 기문혈을 따라 아래에서 위로 죽 밀어준다.

### 엉덩이 관절 돌리기

아이를 반듯하게 눕힌 다음 한쪽 무릎을 직각으로 구부린다.
한 손은 아이의 무릎을 잡고 다른 손으로는 뒤꿈치 아래를 잡고
무릎을 아이의 배 쪽으로 부드럽게 민 다음 양방향으로 다섯 번
크게 돌린다. 이 동작을 할 때는 절대로 힘을 주거나 무리하게 너
무 크게 돌리지 않도록 주의한다.

### 장딴지 주무르기

엄지손가락으로 아이의 무릎 뒤 오금 가운데를 누르며 문지른
다음 장딴지 근육의 가운데 승산혈을 주무른다.

### 종아리 밀기

아이를 눕힌 다음 한 손으로 아이의 발꿈치를 받쳐 들고 다른
손으로 발목을 잡아 발목부터 무릎까지 쓸어올리듯 밀어준다.

### 족삼리혈 누르기

엄지손가락으로 아이의 무릎 아래 약간 바깥쪽에 있는 족삼리

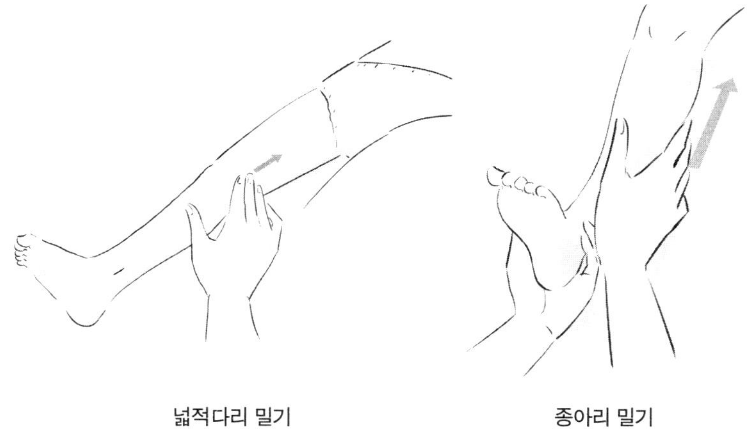

넓적다리 밀기         종아리 밀기

혈을 누른다.


### 발목 주무르기

아이의 발목 관절 가로금 한가운데 있는 해계혈을 엄지손가락으로 주무른다.


### 발목 돌리기

한 손으로 아이의 발을 잡고 다른 손 엄지손가락과 집게손가락으로 안쪽과 바깥쪽의 복사뼈 아래 오목한 곳에 있는 조해혈과 신맥혈을 주무르면서 아이의 발을 부드럽게 돌린다. 한 방향으로 다섯 번 돌린 다음 반대 방향으로도 돌려준다.

### 발바닥 쓸기

양손으로 아이의 발등을 잡고 엄지손가락으로 발가락 끝에서
발꿈치까지 죽 훑으며 쓸어준다.

### 발바닥 누르기

엄지손가락으로 발바닥 전체를 꾹꾹 눌러준다. 발가락 지문 면
과 발가락 마디 면도 꾹꾹 눌러주고, 발바닥 전체와 발바닥 옆선
도 누르거나 문지른다.

## ■ 수건으로 문지르기

이 방법은 특히 목욕을 시킬 때 해주면 좋다. 수건을 물에 적셔
꼭 짠 다음 적당한 크기로 접어 아이 몸을 문지르면 된다. 이때 물
의 온도는 약간 시원하다 싶을 정도가 적당하다. 시원한 수건으
로 온몸을 문질러주면 살갗의 피 순환과 체액 순환을 촉진시키고
경락의 흐름을 도와 신진대사를 활발하게 해준다. 수건으로 문지
를 때는 가볍고 부드럽게 쓸듯이 문지른다. 다음과 같은 방법으
로 문질러보자.

### 팔 문지르기

아이를 눕힌 다음 수건으로 아이의 어깨에서 팔꿈치까지 팔뚝을
위아래로 가볍고 부드럽게 쓸듯이 문질러준다. 이어 팔꿈치에서 팔

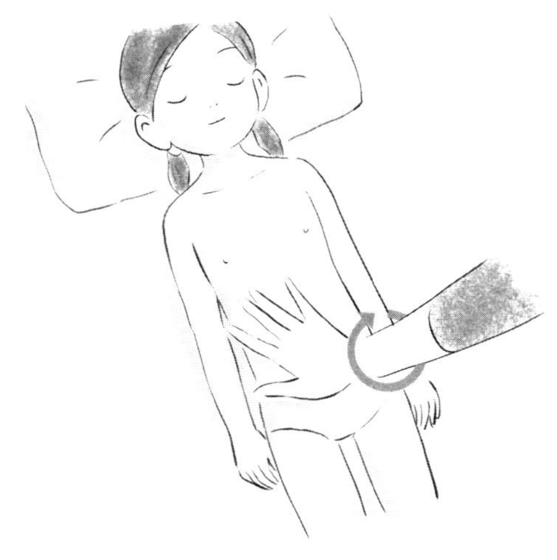

배 문지르기

목까지도 같은 방법으로 문지른 다음 손등과 손바닥도 문지른다.

### 다리 문지르기

아이를 눕힌 채 허벅지에서 무릎까지 아래위로 문지른 다음 종아리를 문지른다. 이어 발등과 발바닥도 아래위로 문지른다.

### 가슴 문지르기

아이를 눕힌 채 가슴 위를 아래위, 양옆으로 문지른 다음 가운데 명치를 중심으로 오른쪽은 시계 반대 방향으로, 왼쪽은 시계 방향으로 둥글게 문지른다.

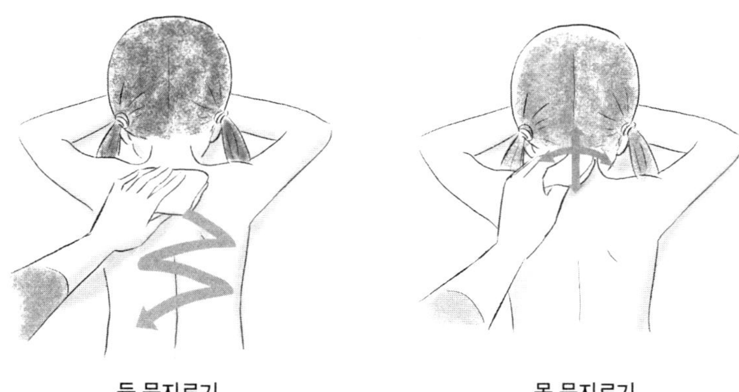

등 문지르기       목 문지르기

## 배 문지르기

배꼽 아래 단전혈 부위를 중심으로 크게 원을 그리듯이 시계 방향으로 둥글게 문지른다.

## 등 문지르기

아이를 엎드리게 한 다음 크게 대각선 방향으로 가위표를 그리 듯하거나, 아래위 또는 '갈 지之' 자를 그리듯이 왔다 갔다 하면서 등 전체를 문지른다. 또 허리 부근은 짧게 아래위로 왔다 갔다 하거 나 옆으로 누운 '여덟 팔八' 자를 그리듯이 문지르고, 가운데에서 바 깥으로 밀어 내리듯 쓸어준다.

## 목 문지르기

아이의 목덜미 부분을 위아래, 좌우로 문지른다.

03

# 단단한 몸 만들기

예전에 "개구쟁이라도 좋다. 튼튼하게만 자라다오"라고 외치던 광고가 있었다. 요즘이라고 해서 부모의 마음이 달라지지는 않았을 것이다. 그런데 개구쟁이이고 싶어도 몸이 따라주지 않는 아이도 있다. 이른바 약골, 곧 허약 체질의 아이들이 그렇다. 이런 아이들은 유난히 기운이 없고, 배가 자주 아프며 잔병치레도 잦다. 조금만 움직여도 피곤해하고 끈기도 부족해 모든 일에 쉽게 싫증을 내고 짜증이 심하다. 깊은 잠을 못 자고, 한 번 병에 걸리면 또래 아이들보다 훨씬 오래간다.

이런 아이들을 한의학에서는 '원기가 부족하다'고 한다. 원기가 부족한 원인은 여러 가지가 있다. 크게 나누어 타고난 것, 먹는 것, 환경이 원인이 된다. 부모로부터 타고난 기운이 본디 왕성하지 못한 경우, 소화 능력이 약해 음식으로 영양분을 충분히 얻지 못하는 경우, 호흡기가 약한 경우, 심한 병을 오래 앓아 몸이 약해진 경우, 오랜 정신적 스트레스를 받아 신경이 예민해지고 면역계가 약해진 경우 따위이다.

아이의 원기가 부족하다면 원인이 무엇인지 살펴 그에 맞는 처방을 해야 한다. 때로는 약을 써야 하는 경우도 있다. 되도록 빨리 해결을 해야 아이가 자라는 데 문제가 없다. 아이 때는 몸의 변화가 빠를 때이므로 신경 써서 치료한다면 회복도 빠르다.

'단단한 몸 만들기'는 체질을 개선하는 주무르기로, 특별히 몸의 어떤 기능을 북돋아주고 싶을 때 하는 방법이다. 다만, '단단한 몸 만들기'는 '날마다 하는 주무르기'보다 좀더 강도를 높여 꼼꼼하게 해주는 것이 좋다. 이는 단지 몸의 조화를 위해 하는 일상적인 관리가 아니라 특정한 기능을 높이기 위한 목적이 있기 때문이다. 이왕 주무르기를 할 거라면 모든 동작을 꼼꼼히 점검하고 연습해 제대로 하도록 하자. 각각의 경우 다음에 소개하고 있는 모든 동작을 조금씩 다 해도 되고, 한두 가지 또는 몇 가지만 골라서 집중적으로 해도 좋다. 시간은 20분 남짓이 적당하다. 욕심이 난다고 더 오래 해서는 안 된다. 덜 하면 효과가 적을 뿐이지만 너무 오래 하면 오히려 해가 되기 때문이다.

## ■ 비위를 튼튼하게

비위란 지라(비장)와 위장을 통틀어 이르는 말로, 소화기관을 뜻한다. 소화기관이 튼튼하면 음식물을 잘 소화시킨다. 비위가 좋은 사람은 속탈이 없으므로 기본적으로 건강하다고 할 수 있다. 특히 아이일 때는 더욱 그렇다.

아이는 하루가 다르게 쑥쑥 자란다. 잘 먹고 잘 소화시켜야 쑥쑥 클 수 있는 에너지가 생긴다. 더불어 뱃속이 편해야 성격도 밝고 원만해진다. 비위가 약하면 손해볼 일이 많은 법이다. 그러므로 비위의 건강은 온몸 건강의 기본이라고 할 수 있다. 우리 아이의 비위를 튼튼하게 만드는 방법은 다음과 같다.

### 엄지손가락 비경 밀기

엄지손가락 바깥쪽 옆선의 비경을 엄지손가락이나 집게손가락, 가운뎃손가락으로 200번 밀어준다. 이때 손가락 끝에서 손가락 아래쪽으로 밀어서 비경을 보호해준다. 또는 엄지손가락 지문 면을 시계 방향으로 100번 문지른다.

### 배 문지르기

아이를 반듯하게 눕히고 엄지손가락을 뺀 나머지 네 손가락을 모아 아이의 배에 댄다. 그런 다음 배꼽 양쪽의 천추혈 사이를 지름으로 하여 시계 방향으로 원을 그리면서 200번 가볍게 문지른다.

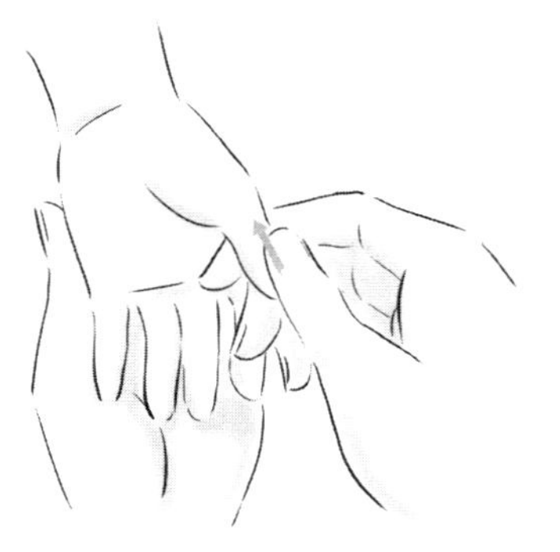

엄지손가락 비경 밀기

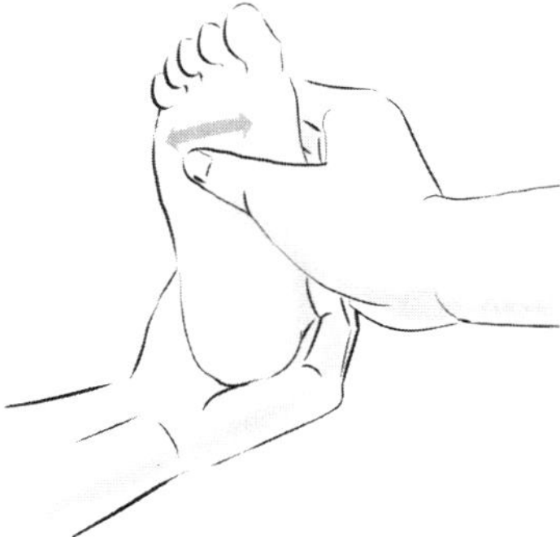

발바닥 밀기

## 배꼽 문지르기

아이를 반듯하게 눕힌 다음 손바닥 아랫부분으로 아이의 배꼽을 시계 방향으로 200번 돌리면서 문지른다.

## 등허리 문지르기

아이를 엎드리거나 앉힌 다음 양손 엄지손가락이나 가운뎃손가락을 아이의 등 가장 위쪽 등뼈 양옆에 대고 누르면서 아래쪽 신수혈 밑까지 차례로 문지르며 내려간다.

## 다리 족삼리혈 문지르기

아이의 다리를 굽히게 한 다음 무릎 아래 족삼리혈을 한 손 또는 양손 엄지손가락으로 100번 문지른다.

### 발바닥 밀기

한 손으로 아이의 발꿈치를 잡고 다른 손 엄지손가락으로 발바닥 한가운데 용천혈을 가로질러 양옆으로 각각 50번씩 밀어준다.

### 발바닥 반응구역 만지기

위와 지라, 부신 반응구역을 꾹꾹 누르고 주무른다.


## ■ 폐를 튼튼하게

폐가 약하면 잔병치레가 잦고, 병도 잘 낫지 않는다. 또 비염과 기관지염도 자주 생겨 머리가 늘 무겁다. 폐 기능을 튼튼하게 하는 가장 좋은 방법은 맑은 공기를 마시며 신나게 뛰어놀고, 운동을 자주 하는 것이다. 그렇지만 기본적으로 폐가 약하다면 뛰어놀고 운동하는 것 자체를 피하게 된다. 운동을 좋아하는 아이로 만들고 싶다면 먼저 폐를 튼튼하게 해주어야 한다. 폐를 보호해주는 주무르기는 다음과 같다.

### 집게손가락 간경 밀기

엄지손가락으로 아이의 집게손가락 첫째 마디 가로금에서 손가락 끝 쪽의 간경 부위를 100번 곧게 밀어준다.

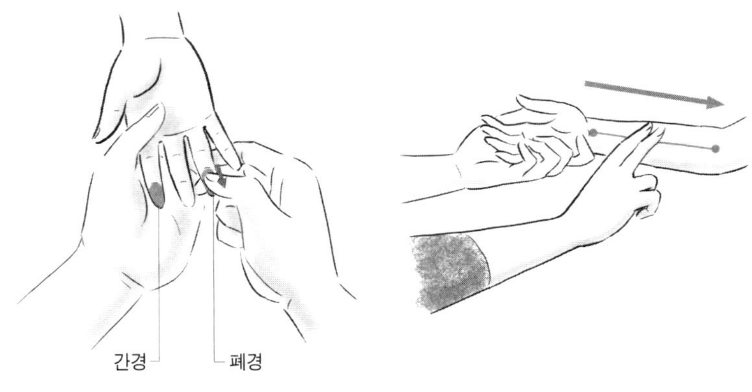



손가락 간경과 폐경 밀기      팔뚝 천하수혈 밀기

### 넷째 손가락 폐경 밀기

엄지손가락으로 아이의 넷째 손가락 첫째 마디 가로금에서 손가락 끝 쪽의 폐경 부위를 200번 곧게 밀어준다.

### 팔뚝 천하수혈 밀기

한 손으로 아이의 손바닥을 잡아 움직이지 않게 하고 다른 손 집게손가락과 가운뎃손가락 또는 엄지손가락으로 아이의 손목에서 팔꿈치까지의 천하수혈을 100번 밀어준다.

### 발바닥 반응구역 만지기

폐와 기관지 반응구역을 꾹꾹 누르고 밀어준다. 또 발등의 흉부 림프 반응구역을 문지른다.

아무 이유 없이 정신이 어지럽거나 들뜨게 되면 주의력이 떨어져 여기저기 부딪치거나 넘어지기도 하고, 과잉 행동을 보이거나 잠을 푹 자지 못하기도 한다. 숨결이 고르지 못하고 열도 오르락내리락 하기도 하는데, 모두 정신이 어지러울 때 보이는 증상이다. 이런 상태가 오래가면 몸이 상하게 되므로 여러 주무르기 방법으로 정신을 가라앉히고 머리를 맑게 해주도록 하자. 마음을 가라앉히는 주무르기는 다음과 같다.

### 집게손가락 간경 밀기

엄지손가락으로 아이의 집게손가락 끝에서 첫째 마디 가로금 방향의 간경을 100번 곧게 밀어준다. 또는 집게손가락 지문 면을 시계 방향으로 100번 문지른다.

### 손가락 다섯 경락 문지르기

한 손으로 아이의 손바닥을 위로 향하게 잡은 다음 다른 손 엄지손가락으로 아이의 열 손가락 지문 면을 시계 방향으로 30초 돌리며 문지른다.

### 손바닥 문지르기

엄지손가락으로 아이의 손바닥에 있는 내노궁혈과 소천심혈, 손바닥 옆 모서리 쪽에 있는 후계혈을 각각 50번 문지른다.

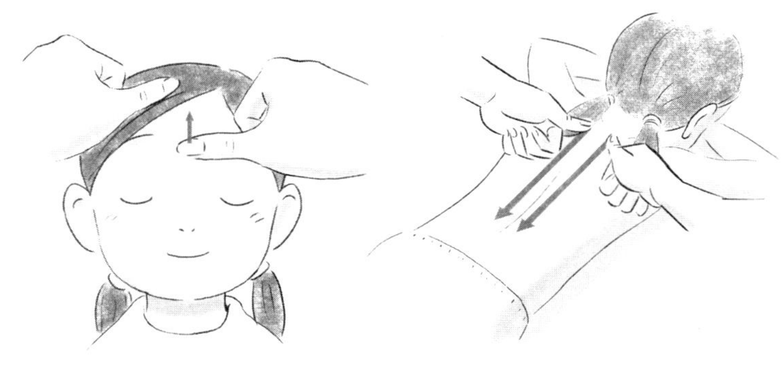

이마 밀기　　　　　　　등허리 문지르기

## 이마 밀기

엄지손가락이나 집게손가락, 가운뎃손가락으로 아이의 눈썹 사이 미간을 지그시 10초쯤 눌러주거나 비빈다. 그런 다음 미간 에서 머리카락이 난 곳에 이르는 일직선인 천문혈을 밀어준다. 양손 엄지손가락을 대고 교대로 50번 곧게 올려 밀어준다.

## 팔뚝 천하수혈 밀기

한 손으로 아이의 손바닥을 잡아 움직이지 않게 하고 다른 손 집게손가락과 가운뎃손가락 또는 엄지손가락으로 아이의 손목에 서 팔꿈치까지의 천하수혈을 100번 밀어준다.

## 등허리 문지르기

아이를 엎드리거나 앉힌 다음 양손의 엄지손가락이나 가운뎃손

가락을 아이의 등 가장 위쪽 등뼈 양옆에 대고 누르면서 아래쪽 신
수혈 밑까지 차례로 문지르며 내려가는데, 10번 거듭한다.


### 발바닥 용천혈 만지기
한 손으로 아이의 발꿈치를 잡고 다른 손 엄지손가락으로 발바
닥 한가운데 용천혈을 50번 누른다. 그런 다음 용천혈을 가로질
러 옆으로 50번 밀어준다.


### 발바닥 반응구역 만지기
심장, 머리, 갑상샘, 부신 반응구역을 꾹꾹 누르고 주무른다.


## ■ 뇌를 튼튼하게

뇌가 건강하면 몸의 전체적인 발육 상태가 순조롭고 조화롭다.
또 운동신경이 발달해 몸놀림이 민첩하면서도 힘의 세고 약함이
적당하게 발휘된다. 반면, 뇌가 건강하지 못하면 동작이 어눌할
뿐 아니라 말과 관련된 능력도 대체로 떨어진다. 뇌가 너무 더디
게 자라거나 장애가 있다고 생각될 때는 반드시 검사해 병이 있다
면 서둘러 치료를 해야 한다. 이때 몸 주무르기도 치유에 도움이
될 수 있으므로 꾸준히 해주도록 하자. 이와 함께 호두, 잣, 깨, 달
걀과 같은 뇌에 좋은 영양 성분이 많이 든 음식을 풍부하게 먹이
도록 한다. 뇌를 튼튼하게 해주는 주무르기는 다음과 같다.

### 손 합곡혈 문지르기

한 손으로 아이의 손바닥을 받치고 다른 손 엄지손가락 끝으로 엄지손가락과 집게손가락 사이의 합곡혈을 50번 문지른다. 또는 엄지손가락과 검지손가락으로 합곡혈을 맞잡고 50번 비벼준다.

### 손바닥 후계혈 문지르기

한 손 엄지손가락 끝으로 아이의 손바닥 새끼손가락 밑 옆주름 끝에 있는 후계혈을 1분 동안 문지른다.

### 머리 문지르기

아이를 반듯하게 눕힌 다음 양손 손바닥으로 아이의 머리 양쪽을 1분 동안 문지른다.

### 머리 빗기

아이를 앉히거나 안고 앉은 다음 뒤에서 양손 손가락을 살짝 벌려서 손가락 끝이나 바닥 면을 아이의 머리에 대고 정수리에서 양옆 또는 앞뒤로 나누어 3분 동안 가볍게 빗어준다.

### 이마 감궁혈 밀기

눈썹 머리에서 눈썹 꼬리까지에 이르는 감궁혈을 양손 엄지손가락 지문 면이나 옆면으로 50번 밀어준다.

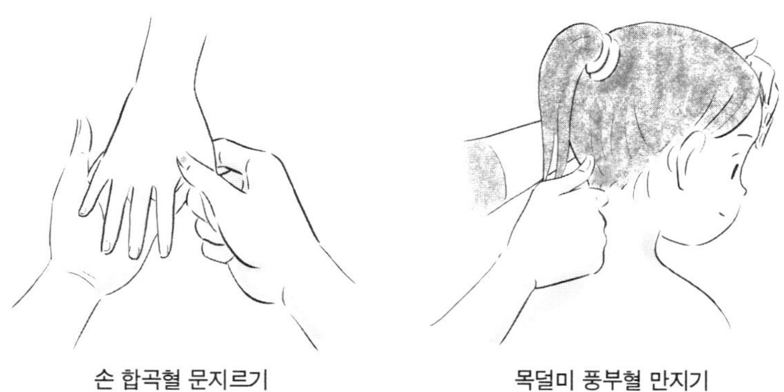

손 합곡혈 문지르기     목덜미 풍부혈 만지기

### 이마와 머리 혈자리 문지르기

가운뎃손가락 끝으로 아이의 얼굴 눈꼬리 옆의 태양혈, 이마 양쪽 모서리의 두유혈, 머리 위 숨구멍 자리의 백회혈, 뒤통수 한가운데의 강간혈, 뒤통수 아래쪽 경계 면의 천주혈, 귀 뒤쪽 아래 목덜미 오목한 곳의 풍지혈을 각각 1분씩 문지른다.

### 목덜미 풍부혈 만지기

한 손으로 아이의 이마를 받치고 다른 손 엄지손가락 끝으로 목덜미의 머리뼈와 목뼈가 만나는 곳의 풍부혈을 50번 누르거나 문지른다.

### 어깨 견정혈 만지기

어깨의 견정혈을 양손의 엄지손가락과 집게손가락, 가운뎃손가락으로 서너 차례 세게 쥐었다 놓았다 한다. 또는 힘을 주어 주

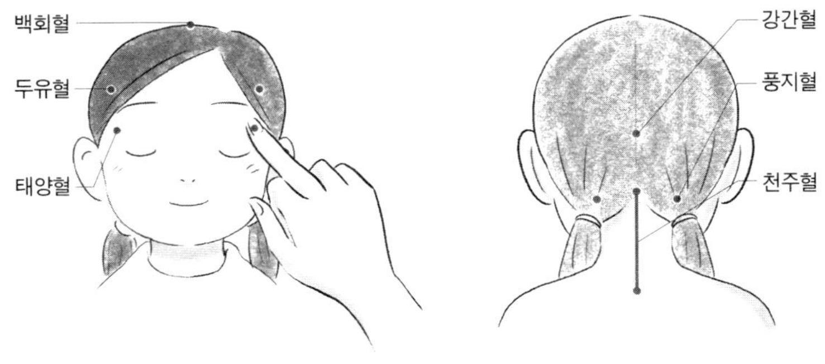



이마와 머리 혈자리 문지르기

무른다.

### 등뼈 문지르기

아이를 엎드리게 한 다음 한쪽 손 손바닥으로 아이의 등뼈 위쪽에서 아래쪽의 장강혈까지 각 부분이 따뜻해질 때까지 꼼꼼하게 문지른다. 그런 다음 양손 엄지손가락으로 아이의 등뼈를 따라 양옆으로 이어져 있는 혈자리 가운데 간수혈, 비수혈, 신수혈을 각각 1분씩 문지른다.

### 발바닥 누르기

한 손으로 아이 발을 단단히 잡은 다음 다른 손 엄지손가락으로 아이 엄지발가락의 지문 면을 50번 눌러준다. 그런 다음 엄지손가락으로 엄지발가락과 둘째 발가락, 셋째 발가락 끝을 차례대로 각 3초씩 힘주어 눌러준다.

아이의 머리숱이 적은 것은 크게 걱정할 일이 아니다. 아기 때는 머릿속이 훤히 들여다보일 정도로 숱이 없었어도 가느다란 배냇머리가 빠지고 나면 풍성한 머리카락이 나는 경우가 대부분이다.

그러나 만약 몸이 허약하다면 머리숱 역시 적어서 머릿속이 휑하고 머리카락은 가늘고 힘이 없어 잘 끊어진다. 이때는 먼저 아이의 건강 상태를 살펴야 한다. 편식으로 영양실조에 걸리거나, 심한 스트레스로 심신이 피로할 때도 머리카락에 문제가 생긴다. 건강에 별다른 문제가 없는데도 머리숱이 적거나 머리카락에 힘이 없다면 주무르기를 통해 더 좋게 만들 수 있다. 또 골고루 잘 먹이고 머리 피부에 적당한 자극을 꾸준히 주면 기혈이 통하고 생리 기능이 좋아져 머리카락을 건강하고 풍성하게 만들 수 있다. 머리카락을 건강하게 하는 주무르기는 다음과 같다.

### 머리 만지기

아이를 앉힌 다음 뒤에서 손바닥을 펴 네 손가락을 모아 아이의 머릿속을 골고루 문지르고 쓰다듬는다.

### 발바닥 용천혈 만지기

한 손으로 아이의 발꿈치를 잡고 다른 손 엄지손가락으로 발바닥 한가운데의 용천혈을 50번 누른 다음 용천혈 주위를 50번 주

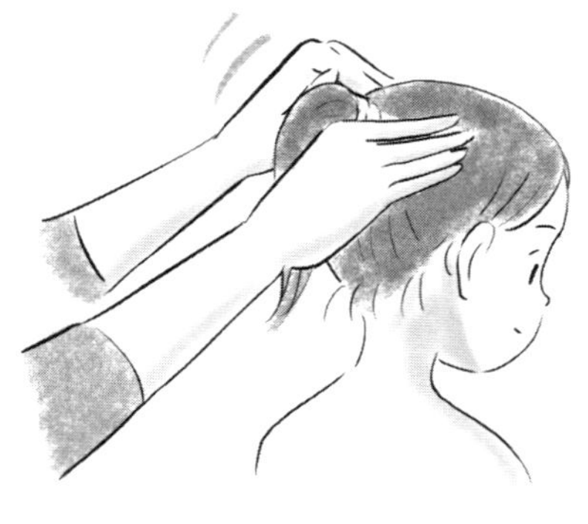

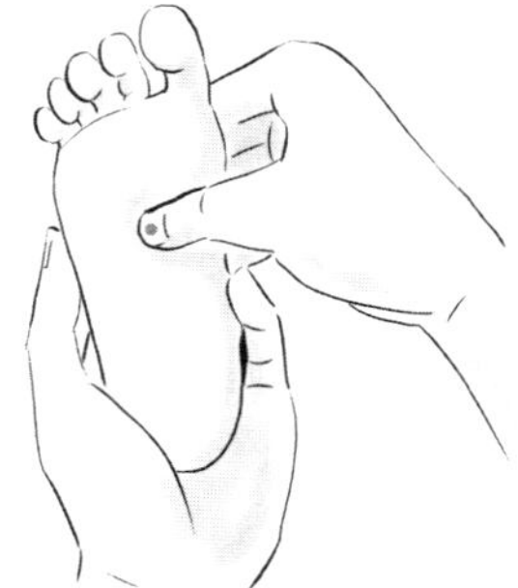

머리 만지기        발바닥 용천혈 만지기

무른다. 이어서 엄지발가락을 골고루 주무른다.

### 발바닥 반응구역 만지기
머리의 반응구역인 다섯 발가락을 꾹꾹 누르거나 주무른다.

## ■ 키를 쑥쑥 키워요

아이의 키가 쑥쑥 자라고 있다는 것은 아무 문제 없이 아이가 크고 있다는 증거이다. 키는 유전이나 환경의 영향과 같은 많은 요인과 관련되어 있으므로 한두 가지 처방만으로는 쑥쑥 자라게 할 수 없다. 그러나 골고루 먹고 꾸준한 운동과 적당한 햇볕, 충분한 잠, 그리고 심한 정신적 스트레스가 없다면 누구나 타고난 만큼씩은 클 수 있다.

아이의 성장은 개인차가 크므로 몇 개월에 몇 센티미터가 커야 한다고 딱 잘라 말할 수는 없다. 또 아이마다 자라는 시기가 조금씩 다르기도 하다. 평균값을 기준으로 보면 첫돌 무렵 아기의 키는 태어날 때의 1.5배가 되고, 몸무게는 약 3배가 된다. 보통 첫돌이 될 때까지 25센티미터 정도 키가 크고, 두 돌이 될 때까지는 10센티미터가 더 큰다. 그 이후 사춘기가 시작될 때까지는 1년에 5센티미터 이상씩 큰다.

사춘기 초기에는 아이에 따라서 갑자기 많이 자라기도 하는데, 한 달에 1센티미터 이상씩 자라기도 하다가 사춘기가 끝날 무렵이 되면 성장이 더뎌진다. 대체로 여자아이들이 남자아이들보다 사춘기가 일찍 찾아오기 때문에 성장 속도도 일찍 더뎌진다. 물론 사춘기가 지난 뒤에 크는 아이도 꽤 있다. 아이의 성장 속도가 이 평균값에 많이 미치지 못하거나 갑자기 성장을 멈추게 되면 호르몬 이상이나 다른 질병이 있을 수 있으므로 검사를 받아보는 것이 좋다. 이 밖에도 평균보다 너무 많이 자라는 경우도 문제가 있을지 모르므로 검사를 받아보는 것이 좋다.

병적으로 작다 싶을 때에는 성장 전문병원을 찾아 원인이 무엇인지 검사한 다음 적절한 치료를 받아야 한다. 예를 들면 태어날 때부터 성장 호르몬이 결핍되었거나 유전적 질병일 때, 드문 경우이지만 뇌종양 같은 질병이나 내분비 호르몬에 이상이 있을 때에도 키가 자라지 않는다. 이때는 반드시 병원을 찾아 원인이 무엇인지 검사해 일찍부터 충분한 시간을 갖고 치료를 받아야 한다.

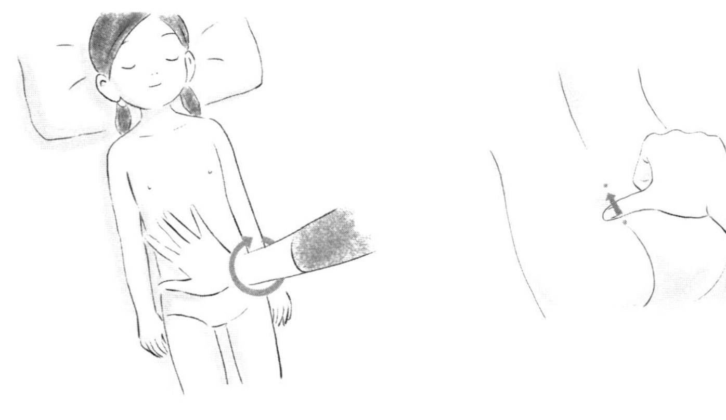



성장에 도움이 되는 주무르기는 다음과 같다.


## 배 단전혈 문지르기

아이를 반듯하게 눕힌 다음 손바닥 아랫부분으로 배꼽 아래 단전혈을 가볍게 누르며 시계 방향으로 50번 문지른다.


## 등허리 칠절골혈 밀기

아이를 엎드리게 한 다음 엄지손가락으로 2번 허리뼈(제2요추 가시돌기)에서 꼬리뼈까지의 일직선인 칠절골혈을 아래에서 위로 100번 밀어준다. 한 곳을 민 다음 조금씩 이동하면서 밀어주는데, 동작은 급하지 않고 가볍게 힘을 주다가 차츰 약간 무거운 느낌으로 한다.

### 등뼈 집기

양손을 벌려 아이의 등뼈 양쪽을 따라 아래에서 위로 살갗을 집어주면서 올라간다. 엉덩이에서 시작해 목 아래까지 세 번 잇따라 집어준다. 집는 동작을 할 때의 힘은 일정하게 유지하면서 끊어지지 않게 이어가는데, 한 번 집었다 놓고 위로 옮겨가거나 여러 번 집고 나서 옮겨도 된다.

### 발바닥 반응구역 만지기

발바닥 안쪽 엄지발가락 끝에서 뒤꿈치 부분까지 이어진 선은 등뼈에 해당하는 반응구역이다. 한 손으로 아이의 발을 단단히 받치고 엄지손가락으로 엄지발가락 끝에서 뒤꿈치 쪽으로 누르며 내려가는데, 거듭 10번 해준다.

## ■ 너무 뚱뚱해요

어른이나 아이 모두 비만은 건강에 해롭다. 피하지방과 내장지방이 쌓인 비만은 그 자체로도 몸이 건강하지 않다는 증거이기도 하지만, 점차 건강을 해치는 원인이 된다.

아기일 때는 통통한 것이 정상이다. 그런데 문제는 통통한 것을 넘어 뚱뚱할 때이다. 먹은 것이 키로 가지 않고 자꾸만 옆으로 퍼지면 정말 걱정이 아닐 수 없다. 너무 뚱뚱해지면 키도 잘 크지 않는데, 여기에는 여러 가지 이유가 있다.

비만은 대체로 소모하는 열량보다 훨씬 많은 음식을 먹기 때문
에 생긴다. 체질적으로 지방이 잘 쌓이기도 하지만, 대개는 가정
의 영향을 많이 받는다. 부모가 기름진 음식을 좋아하면 아이도
기름진 음식을 좋아하게 되고, 부모가 운동을 좋아하지 않으면 아
이도 몸을 잘 움직이지 않게 된다.

운동을 좋아하는 사람은 근육이 많아 열량 소모량이 크다. 따라
서 똑같은 양의 음식을 먹어도 근육이 많은 사람은 살이 덜 찌게
된다. 또 뚱뚱하면 몸이 둔하고 움직이는 데 훨씬 더 힘이 든다. 따
라서 몸을 덜 움직이게 되고, 지방이 더 잘 쌓이게 된다. 지방이 쌓
이면 성장 호르몬이 몸속 지방을 태우는 데 쓰여 성장 호르몬으로
서의 역할이 줄어든다고 한다. 따라서 몸에 지방이 많이 쌓여 있으
면 키가 크는 것을 방해하게 되는 것이다.

비만인 경우 대개 어렸을 때는 또래보다 덩치도 크고 키도 클
때가 많지만, 비만 세포에서 나오는 호르몬의 영향으로 사춘기가
빨리 찾아오는 성조숙증이 올 가능성이 높다. 성조숙증이 오면
성장판이 빨리 닫혀 결국에는 또래와 키가 비슷하거나 오히려 작
아지기도 한다. 또한 예전에는 어른들의 병으로 알려졌던 고혈
압, 고지혈증, 당뇨병이 요즘에는 아이들에게도 나타나고 있다.
모두 소아 비만과 관련 있는 질병들로, 평생을 관리해야 하고 합
병증도 조심해야 하는 무서운 병이다. 더구나 소아 비만은 성인
비만으로 이어질 확률이 매우 높다. 이미 늘어난 지방세포는 어
른이 되어서도 줄지 않기 때문이다.

표준 몸무게보다 20퍼센트 이상 더 나가면 소아 비만이라고 볼

수 있다. 몸무게가 많이 나가지 않더라도 몸속 지방인 체지방률이 30퍼센트를 넘으면 비만으로 본다. 눈으로 보아서 배꼽이 뱃살 깊이 꺼져 있고 살갗이 불그레하며 기름기가 돌면 비만을 의심할 수 있다. 특히 옆구리와 등허리에도 살이 접힐 만큼 늘어지고 뱃살이 출렁이며 목 뒤에도 두툼하게 살이 올라와 있다면 살을 빼기 위해 노력해야 한다.

게다가 어렸을 때는 뚱뚱한 모습 때문에 놀림을 많이 받는다. 물론 남을 놀리거나 온당치 않은 남의 놀림에 주눅 들지 않도록 바른 심성으로 키우는 것이 중요하겠지만, 아직 성숙하지 못한 아이들은 그런 일로 상처를 주고 상처를 받는다. 그러므로 소아 비만이 되지 않도록 아기 때부터 생활습관에 주의를 기울여야 하고, 소아 비만이 되었다면 먹는 습관과 운동, 때에 따라서는 침이나 뜸, 약 처방과 같은 여러 방법을 동원해 반드시 치료해야 한다.

다음 소개하는 주무르기 방법을 여러 가지 살 빼는 처방과 함께 쓰면 서로 상승효과를 볼 수 있을 것이다.


| 비만에 좋은 주무르기 |

### 배 문지르기

엄지손가락 아래 두덩으로 아이의 배꼽을 중심으로 시계 반대 방향으로 배를 문지른다. 처음에는 작게 시작해 점점 크게 원을 그리면서 배 전체를 천천히 문지른다.

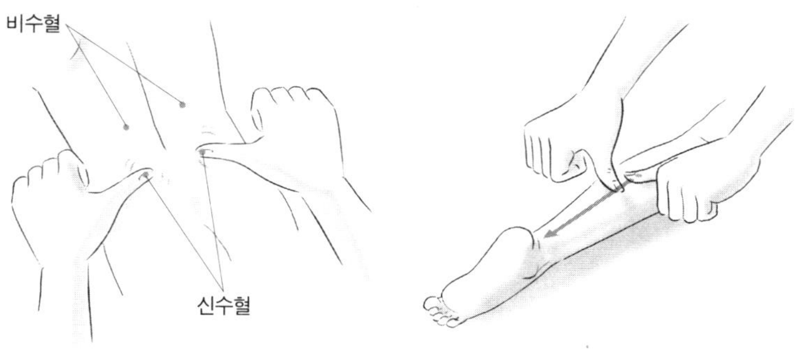

등허리 신수혈과 비수혈 문지르기      다리 승산혈 만지기

## 등허리 밀기

집게손가락과 가운뎃손가락을 벌려 목 뒤 등뼈 조금 옆에 대고 아이의 엉덩이 선이 끝나는 곳까지 대여섯 번 죽 밀어준다.

## 등허리 신수혈 문지르기

2번과 3번 허리뼈(제2, 3 요추 가시돌기) 양옆의 신수혈을 양손 엄지손가락이나 가운뎃손가락으로 50번 누르면서 문지른다. 또는 집게손가락과 가운뎃손가락으로 동시에 누르면서 문지른다.

## 등허리 비수혈 문지르기

11번과 12번 가슴등뼈(제11, 12 흉추 가시돌기) 사이 양옆의 비수혈을 양손 엄지손가락이나 가운뎃손가락으로 50번 누르면서 문지른다. 또는 집게손가락과 가운뎃손가락으로 동시에 누르면서 문지른다.

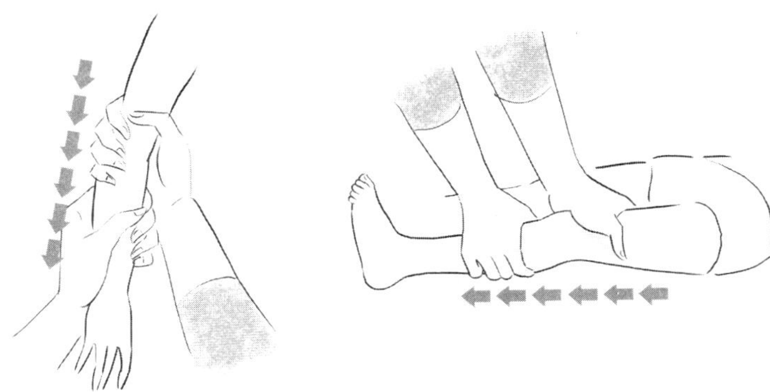

손발 집어주기

### 다리 승산혈 만지기

양손 손바닥으로 아이의 종아리 장딴지 근육을 뜨거워질 때까지 문지르며 비빈다. 그런 다음 양손 엄지손가락으로 장딴지 근육 한가운데 있는 승산혈에서 아래 발꿈치까지 100번 밀어준다.

### 손발 집어주기

아이를 반듯하게 눕힌 다음 양손으로 한 손을 잡고 위에서 아래로 꼭꼭 집어주며 내려간다. 다른 손도 같은 방법으로 집어준다. 이어 왼쪽 다리, 오른쪽 다리도 한 번씩 꼭꼭 집어준다. 집어줄 때는 힘을 조금 주어 조금씩 옮겨가면서 손발과 다리의 곳곳을 집어준다.

### 손발 흔들기

아이를 반듯하게 눕힌 다음 한 손으로 아이의 팔꿈치 위쪽을 잡고 다른 손으로는 아이 손가락을 잡아 천천히 부드럽게 흔들어준다. 30

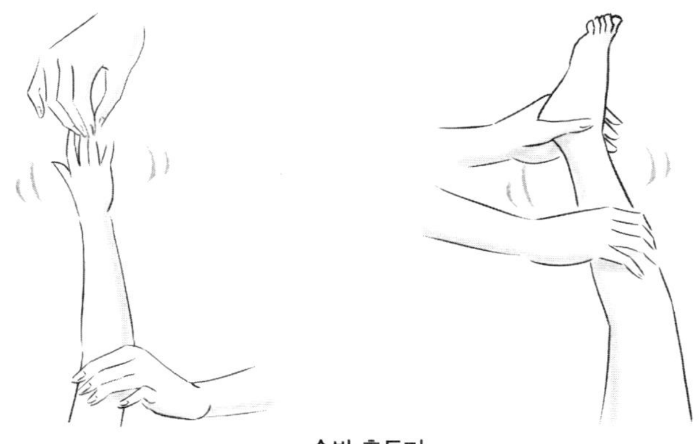

손발 흔들기

번 흔든 다음 같은 방법으로 다른 손도 흔들어준다. 이어 한 손으로 아이의 무릎 관절 아랫부분을 잡고 다른 손으로는 복사뼈 부위를 쥐고 천천히 부드럽게 흔든다. 30번 흔든 다음 다른 쪽 발도 흔들어준다. 흔들 때는 힘을 빼고 부드럽고 빠르지 않게 흔들어야 한다.

### 발바닥 반응구역 만지기

갑상샘 반응구역을 중심으로 머리, 뇌하수체, 위, 지라, 간의 반응구역을 주무르고 문지른다.

## │ 위장에 문제가 있는 비만에 좋은 주무르기 │

위장에 문제가 있을 때 비만이 되기도 한다. 아이는 음식을 가리지 않고 잘 먹어 몸집이 크지만, 변비 증상이 있다. 차가운 물을 좋

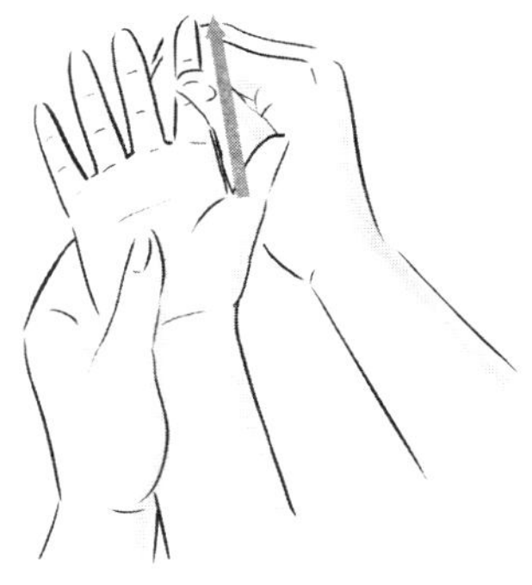

집게손가락 대장경 밀기

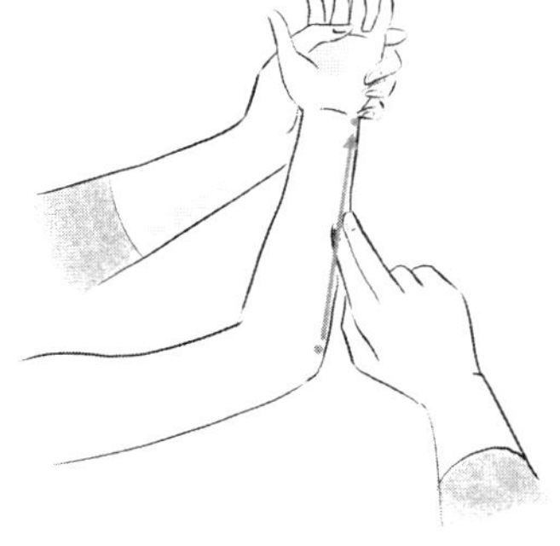

팔뚝 육부혈 밀기

아하고 혀를 보면 누렇고 마른 설태도 끼어 있다. 이런 증상을 한 의학에서는 '위장에 실열이 있다'고 한다. 뚱뚱한 아이에게 이런 증상이 있다면 채소와 과일을 많이 먹이고, 기름지거나 튀긴 음식은 먹이지 말아야 한다. 앞의 '비만에 좋은 주무르기'와 함께 다음과 같은 방법으로 주무른다.

## 엄지손가락 위경 밀기

아이의 손을 받치고 오른손 엄지손가락으로 아이의 엄지손가락 첫째 마디 아래에서 둘째 마디까지의 위경을 100번 곧게 밀어준다.

## 집게손가락 대장경 밀기

아이의 손을 세우고 엄지손가락 옆 가장자리의 집게손가락 대장경을 손가락 끝 쪽으로 100번 곧게 밀어준다.

### 팔뚝 육부혈 밀기

한 손으로 아이의 손목을 단단히 잡고 다른 손 집게손가락과 가운뎃손가락으로 팔꿈치에서 손목 신문혈에 이르는 육부혈을 손목 쪽으로 100번 밀어준다.




간 기능의 문제가 비만의 원인이 되기도 한다. 이럴 때 아이는 우울한 성격이 되어 말을 잘 하지 않고 몸은 뚱뚱해진다. 가끔 입맛이 좋아질 때가 있으며, 입이 자주 마르고 혀를 보면 빨갛고 얇은 누런색의 설태가 낀다. 배가 좀 부풀어 있으며, 갑갑해하고 화를 잘 낸다. 이런 증상을 한의학에서는 '간의 기운이 막혔다'고 한다. 뚱뚱한 아이에게 이런 증상이 있다면 앞의 '비만에 좋은 주무르기'와 함께 다음과 같은 방법으로 주물러준다. 이와 함께 말린 귤껍질(진피)을 끓여 먹이면 좋다.


### 집게손가락 간경 밀기

왼손으로 아이의 집게손가락을 잡고 오른손 엄지손가락으로 아이의 집게손가락 첫째 마디 가로금에서 손가락 끝 쪽으로 간경을 100번 곧게 밀어준다.


### 발등 태충혈 문지르기

엄지발가락과 집게발가락 사이에서 발등 쪽으로 2치 올라간 곳

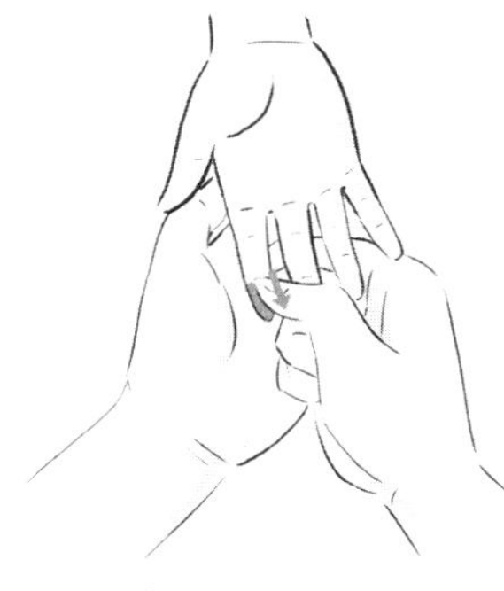

집게손가락 간경 밀기

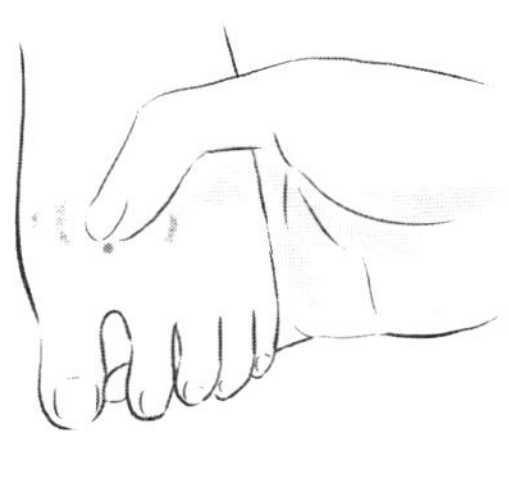

발등 태충혈 문지르기

의 태충혈을 엄지손가락이나 가운뎃손가락으로 100번 문지른다.

**| 비장의 기운이 약해서 생긴 비만에 좋은 주무르기 |**

아이가 몸은 뚱뚱한데 체질이 약하다, 입맛이 좀 떨어지고 음식도 적게 먹는다, 쉽게 피로를 느끼며 계단을 올라갈 때 또래보다 더 숨가빠한다, 낮에 몸을 많이 움직이지 않아도 땀을 많이 흘리는 증상들을 한의학에서는 '비장의 기운이 허하고 습이 막혔다'고 한다. 이때는 앞의 '비만에 좋은 주무르기'와 함께 다음과 같은 방법으로 주물러준다. 비위를 보하는 채소인 감자나 호박을 많이 먹이는 것도 도움이 된다.

## 엄지손가락 비경 밀기

엄지손가락 바깥쪽 옆선의 비경을 엄지손가락이나 집게손가락,

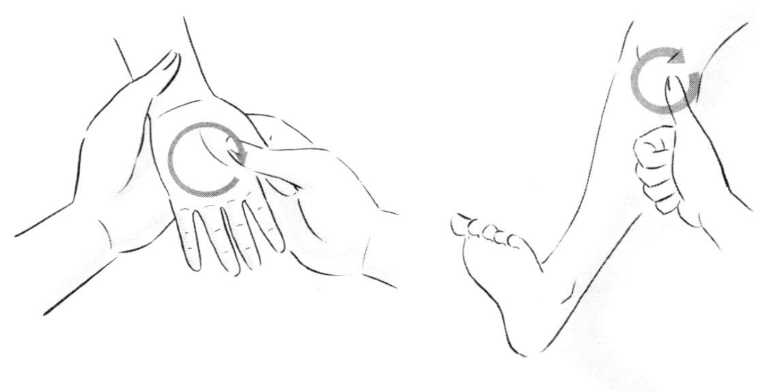

손바닥 내팔괘 만지기          다리 족삼리혈 문지르기

가운뎃손가락으로 200번 밀어준다. 이때 손가락 끝에서 손가락 아래쪽으로 밀어서 비경을 보호해준다. 또는 엄지손가락 지문 면을 시계 방향으로 100번 문지른다.

### 손바닥 내팔괘 만지기

엄지손가락으로 아이의 왼쪽 손바닥 내팔괘 위를 시계 방향으로 둥글게 누르며 돌린다. 오른손은 반대 방향으로 돌려준다.

### 다리 족삼리혈 문지르기

아이를 눕히거나 앉히고 다리를 굽힌 다음 엄지손가락으로 무릎 바깥쪽 아래 족삼리혈을 100번 문지른다.

같은 키의 표준 몸무게보다 20퍼센트 이상 덜 나가면 말랐다고 할 수 있다. 물론 몸이 아주 많이 호리호리하더라도 잘 먹고 많이 움직이는 아이라면 크게 걱정하지 않아도 된다. 이는 운동량이 많아서 몸에 살이 붙을 겨를이 없기 때문이다.

문제는 몸이 지나치게 마르고 기운이 없을 때이다. 얼굴에 핏기 없이 희멀건하거나 누르스름하고, 몸에 근육이 별로 없으면서 입맛도 없고 기운도 없어 말수조차 적다면 보다 적극적으로 살을 찌워야 한다. 영양가 높고 소화가 잘 되는 따뜻한 음식을 충분히 먹이고, 잠도 푹 자고 적당히 몸을 움직이게 해주어야 한다. 마른 아이에게 차가운 음식은 소화가 잘 되지 않아 배탈이 나기 쉽다. 다음과 같은 방법으로 주물러주면 살이 오르는 데 도움이 된다.

### 등허리 비수혈 문지르기

11번과 12번 가슴등뼈(제11, 12 흉추 가시돌기) 사이 양옆에 있는 비수혈을 양손 엄지손가락이나 가운뎃손가락으로 50번 누르며 문지른다. 또는 집게손가락과 가운뎃손가락으로 동시에 누르며 문지른다.

### 등허리 명문혈 문지르기

2번과 3번 허리뼈(제2, 3 요추 가시돌기) 사이의 가운데 오목한 곳에

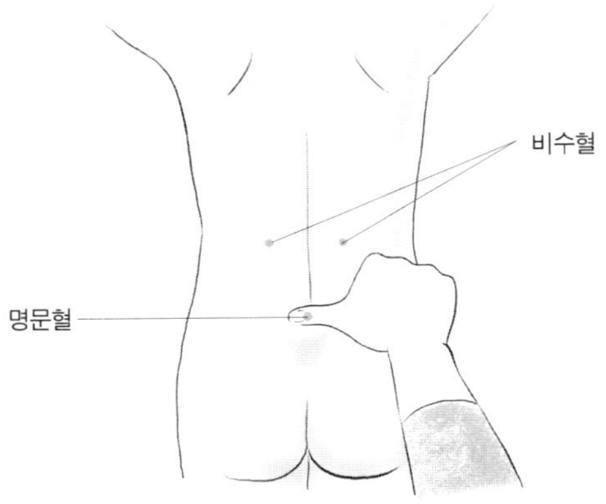



등허리 비수혈과 명문혈 문지르기

있는 명문혈을 엄지손가락으로 100번 누르며 문지른다. 손바닥 아랫부분으로 문질러도 된다. 그런 다음 한쪽 손 손바닥을 펴 등허리 부위를 누르고 아래쪽으로 엉덩뼈 부위까지 3분 동안 비비면서 밀어낸다. 적당한 세기로 힘을 주어 몸속까지 뜨거워지도록 한다.

### 다리 족삼리혈 문지르기

아이를 눕히거나 앉혀놓고 다리를 굽힌 다음 엄지손가락으로 무릎 바깥쪽 아래 족삼리혈을 100번 문지른다.

### 발바닥 반응구역 만지기

위, 콩팥, 갑상샘, 부신, 작은창자, 큰창자의 반응구역을 골고루 주무른다. 둘째와 셋째 발가락도 지문 면과 마디까지 주무른다.

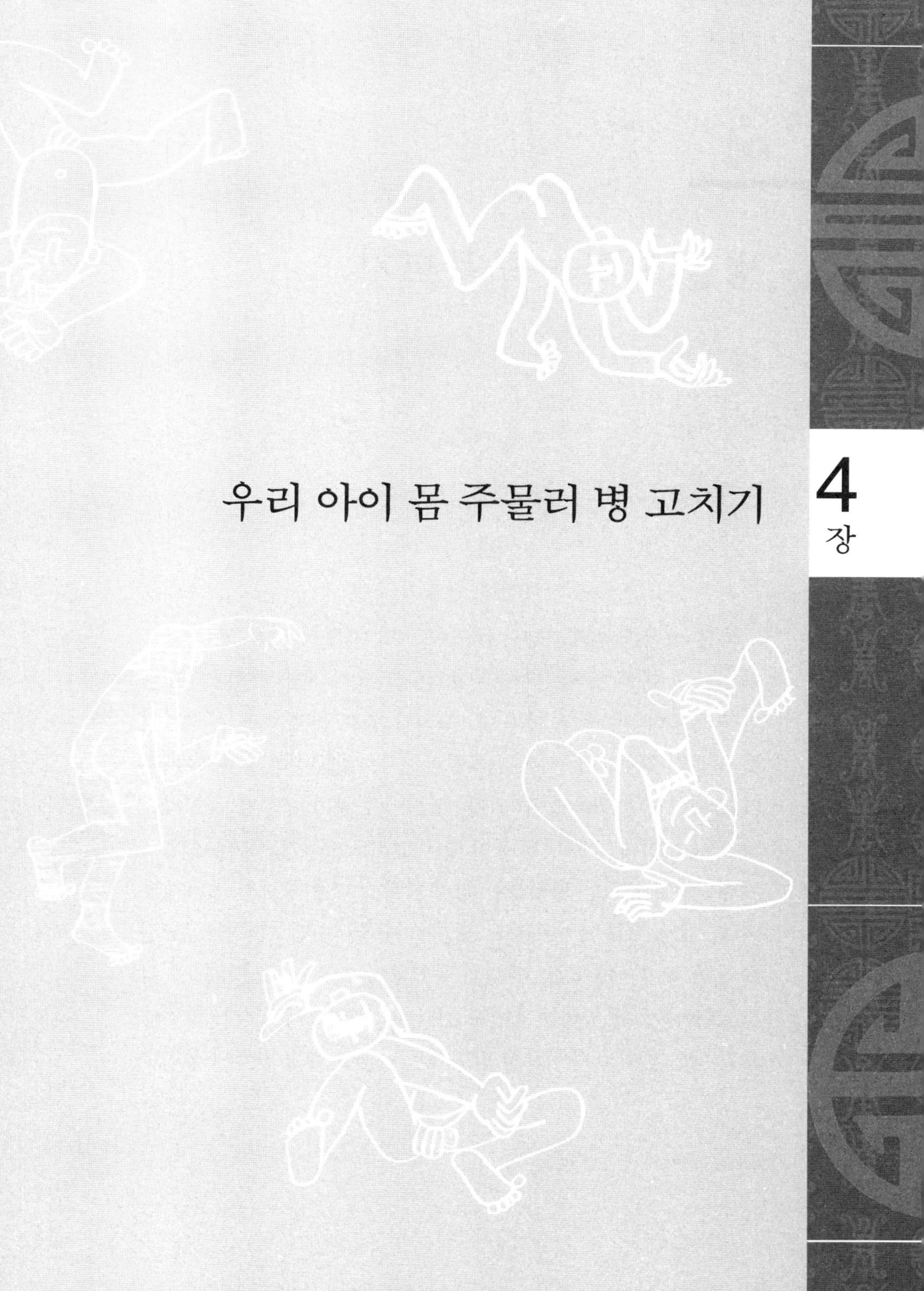

# 우리 아이 몸 주물러 병 고치기

**4장**

# 병을 고치는 주무르기

아픈 아이를 위해서라면 무엇이든 다 해주고 싶은 것이 부모 마음이다. 아이를 의사에게만 맡겨두고 달리 해줄 수 있는 게 없다면 너무나 안타까운 일이다. 그러나 평소에 아이 몸 주무르기를 꾸준히 해왔다면 이야기는 달라진다. 병을 심하게 앓게 되더라도 침착하게 대응할 수 있다. 어디에 문제가 생겼을 것이라는 가늠도, 어떻게 병을 낫게 해야 할 것인지도 쉽게 알 수 있다.

여기에 소개하는 방법들은 병의 증상에 따른 자세한 치료법들이다. 깊고 오래된 병이라도 꾸준히 주물러주면 치료를 앞당길 수 있을 뿐 아니라 치료 과정의 불편함이나 고통도 덜어줄 수 있고, 후유증 또한 줄이는 효과도 있다. 병이 나으려고 하는 조짐이 보일 때는 증상별 주무르기 방법으로 날마다 한두 번씩 주물러주되, 주무르는 횟수나 부위는 전체 20분 안팎에서 적당히 조절하도록 한다. 아픈 증상이 사라지고 병이 다 나았다 싶어도 최소 5일 정도는 꾸준히 주물러준 다음 아이가 피곤해할 경우 하루 정도는 쉬어준다. 또 증상에 따른 주무르기를 할 때는 앞에서 나온 '날마다 하는 주무르기' 방법으로 준비와 마무리를 해주면 보다 좋은 효과를 볼 수 있다.

가장 먼저 '마음 주무르기'를 소개하고 있는데, 그 이유는 아이 때는 감정을 조절하기 어려워 곧잘 마음을 다쳐 마음의 병이 되기 쉽기 때문이다. 어떤 마음의 상처는 아이의 인성을 기르는 데 큰 문제가 되거나 평생 고통을 주기도 한다. 아픈 마음은 몸까지 아프게 한다. 정신이 피곤하면 온몸의 기혈 흐름에 영향을 미쳐 온몸의 증상으로 나타난다. 소화도 안 되고 배설도 순조롭지 못하며 온몸의 근육은 뻣뻣해지고 피부는 윤기가 사라진다. 머리카락이 뭉텅이로 빠지거나 숱이 적어지고 거칠어지기도 한다. 빨리 해소해주지 않으면 오장육부 가운데 평소 약했던 부위부터 탈이 나기 시작할 것이다. 아이 스스로 마음의 상처를 다스리는 것은 매우 어려운 일이다. 주무르기는 아이의 마음을 다독이고 치유하는 가장 기본적인 처방이다.

또한 열과 감기를 따로 분류해 항목을 나눈 이유는 열과 감기가 여러 가지 질병의 원인이 되어 나타나는 증상이며, 또 아이들에게 가장 흔한 증상이기 때문이다. 열이 나는 원인도, 감기에 걸리는 이유도 여러 가지이며, 각각에 따라 치유법도 조금씩 다르다. 다양한 원인에 따른 치유법을 상세하게 나누어 설명했으므로 증상에 따른 내 아이에게 알맞은 주무르기 방법을 찾도록 하자.

그런데 주무르기 방법에서는 다른 증상인데 치료법은 비슷하거나 같은 경우가 많이 있다. 이것은 우리 몸 어느 한 부분도 전체와 연결되지 않은 곳이 없기 때문이다. 손톱 하나도 온몸의 오장육부와 기혈 흐름이 원활해야 건강하고 윤기가 돌게 된다. 그렇기 때문에 여러 증상에 두루 쓰이는 치료법이 되풀이해 나오는 것이다. 책을 자주 들춰가며 치료 방법을 익히다 보면 온몸의 조화를 따라가는 치료법에 익숙해질 것이다.

# 마음 주무르기

아기가 밤에 자꾸 울 때
아기가 이유 없이 밤에 울 때
밤에 자주 놀랄 때
마음이 불안하고 진정이 안 될 때
잠을 자지 않을 때

# 아기가 밤에 자꾸 울 때 |



아기가 밤에 자꾸 울 때가 있다. 태어난 지 얼마 안 되어 시작했다가 몇 달 넘게, 때로는 돌이 지나서까지 계속되기도 한다. 밤마다 일정한 시간이 되면 울기도 하고 아무 때나 울기도 한다. 그러다 아침이 되면 언제 그랬냐는 듯이 편안해진다.

아기가 우는 이유는 기저귀가 젖었거나, 배가 고프거나, 이부자리가 너무 덥거나 춥고, 방 안 공기가 갑갑하거나, 방의 밝기가 알맞지 않은 이유 때문이다. 이런 이유가 아니라면 대개는 소화불량으로 배가 아픈 영아산통 때문이다. 특히 백일 이전의 아기가 밤마다 심하게 울고 보채는 경우는 영아산통일 때가 많다. 영아산통의 특징은 매일 밤 비슷한 시간대에 심하게 우는데, 두 다리를 들어 올리고 배에 힘을 주며 운다. 이럴 때는 다음과 같은 방법으로 주물러준다.

## 배 문지르기

아기를 눕히고 엄지손가락 아래 두덩으로 아기의 배꼽을 중심으로 시계 반대 방향으로 배를 문지른다. 처음에는 작게 시작해 원을 점점 크게 그리면서 배 전체를 천천히 문지른다.

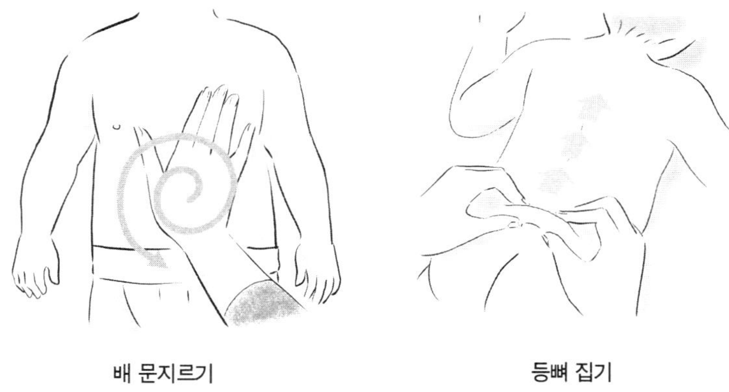

배 문지르기　　　　　　　　등뼈 집기

### 배 단전혈 문지르기

아기를 눕히고 손바닥 아랫부분으로 배꼽 아래 단전혈을 가볍게 누르며 시계 방향으로 50번 문지른다.

### 등뼈 집기

양손을 벌려 아기의 등뼈 양쪽을 따라 엉덩이에서 시작해 목 아래까지 살갗을 집어주며 올라간다. 거듭 10번 정도 하는데, 등뼈에 직접 자극이 가지 않게 주의한다.

### 다리 족삼리혈 문지르기

아기를 눕히거나 앉혀놓고 다리를 굽힌 다음 엄지손가락으로 무릎 바깥쪽 아래 족삼리혈을 누르고 시계 방향으로 50번 문지른다.

# 아기가 이유 없이 밤에 울 때

아기는 앞에서 이야기한 것과 같이 영아산통이 아닐 때도 밤에 잘 운다. 이것저것 살펴보아 별 문제가 없다면 아기는 그저 다독이는 손길이 필요해 우는 것인지도 모른다. 이때 자꾸 안아주게 되면 손을 타게 되어 아기는 수시로 엄마 아빠를 깨울 것이고, 그때마다 안아서 재워주지 않으면 절대로 잠들지 않게 된다.

그러나 요즘에는 냉정하게 외면하는 일이 오히려 옳지 않다고 하는 사람도 많다. 울다 지친 아기가 스스로 체념하고 자는 버릇을 들이는 것보다 되도록 아기가 원하는 만큼 충분히 안아주는 것이 정서 안정을 위해 좋다는 말이다. 다음과 같은 방법으로 아기의 마음을 가라앉혀 푹 잠들게 해보자.

### 손바닥 내팔괘 만지기

엄지손가락으로 아기의 왼쪽 손바닥 내팔괘 위를 시계 방향으로 둥글게 누르며 돌린다. 오른손은 반대 방향으로 돌린다.

### 이마 만지기

손가락으로 아기의 미간을 지그시 10초 동안 눌러주거나 비벼

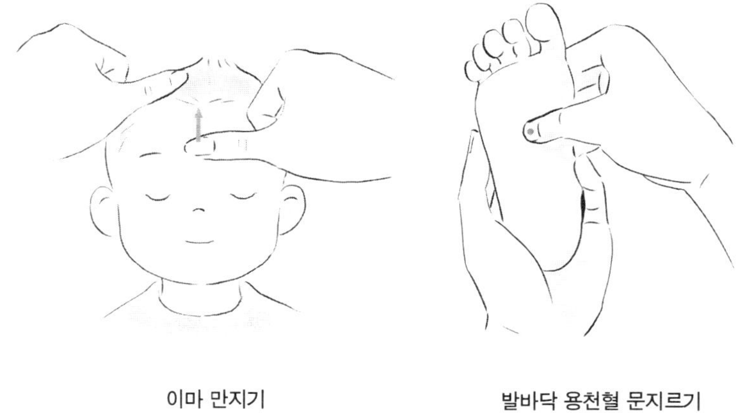

이마 만지기　　　　　　발바닥 용천혈 문지르기

준다. 그런 다음 미간에서 위쪽으로 천문혈을 밀어준다. 양손 엄지손가락을 대고 번갈아 50번 곧게 올려 밀어준다.

### 배 단전혈 문지르기

아기를 눕히고 손바닥 아랫부분으로 배꼽 아래 단전혈을 가볍게 누르며 시계 방향으로 50번 문지른다.

### 발바닥 용천혈 문지르기

발바닥 한가운데 조금 위의 용천혈을 엄지손가락이나 가운뎃손가락으로 50번 누르며 문지른다.

# 밤에 자주 놀랄 때



낮에는 아무 문제 없이 잘 놀던 아이가 밤만 되면 울며 보채고 불안해하는 경우가 있다. 매일 밤 또는 가끔씩 일정한 시간대에 깨서 울거나, 밤새 울며 보채기도 한다. 대개 젖먹이 아기들에게서 많이 볼 수 있는 증상인데, 서너 살까지 이어질 때도 있다(젖먹이 아기가 밤에 우는 증상은 앞의 '아기가 밤에 자꾸 울 때'에서 소개했다).

이와 비슷한 경우로 깜짝깜짝 놀라는 야경증이 있다. 야경증은 주로 네 살 무렵부터 일고여덟 살 된 예민한 성격의 아이에게 잘 나타난다. 야경증이 있는 아이는 밤에 자다가 악몽을 꾼 듯 갑자기 놀라 잠에서 깬다. 벌떡 일어나 방 밖으로 나오기도 하고, 소리를 지르거나 공포에 찬 표정으로 말을 하기도 하는데, 2~3분 뒤에 다시 조용히 잠이 든다. 놀라 깨었을 때는 숨도 가쁘고 맥박도 매우 빠르며 땀을 흘리기도 한다. 아이를 안고 진정시키려고 해도 공포에 떨고 있는 동안은 아이가 누군가에게 안겨 있다는 사실조차 모르는 듯하다. 낮에 아이에게 물어보면 아무것도 기억하지 못한다.

대개는 나이가 들면서 증상이 사라지지만, 밤에 깊은 잠을 자지 못하면 성장 발육에 여러모로 좋지 않은 영향을 끼칠 뿐 아니

라 모두에게 피곤한 일이므로 야경증을 치료할 방법을 찾아야 한
다. 음식을 너무 많이 먹고 미처 소화시키지 못한 채 잠이 들거나,
정신적으로 흥분된 상태에서 잠든 것이 원인일 수도 있으므로 우
선은 몸과 마음이 편안한 상태로 잠자리에 들 수 있게 해주어야
한다. 한의학에서는 심장과 쓸개, 간과 비위의 기능이 원활하지
못한 아이에게 많이 생긴다고 보고 장기들을 보호해주는 처방을
권한다. 이와 함께 다음과 같은 방법으로 주물러주면 많은 도움
이 된다.


### 손목 내관혈 문지르기

손목 위쪽의 내관혈을 엄지손가락 끝으로 세게 눌렀다 풀었다
를 20번 한 다음 1분 동안 문지른다.


### 이마 천문혈 밀기

미간에서 위쪽으로 천문혈을 양손 엄지손가락으로 30~50번
곧게 올려 밀어준다.


### 가슴 문지르기

아이를 눕힌 다음 머리 쪽에서 양손을 아이의 복장뼈에 댄다.
손바닥을 펴서 아이의 복장뼈를 누르면서 빗장뼈(쇄골) 밑을 따라
바깥쪽으로 문지르며 밀어낸다. 5번 문지르고 아래로 조금 내려
가 다시 같은 방법으로 가슴 전체를 천천히 문지른다.

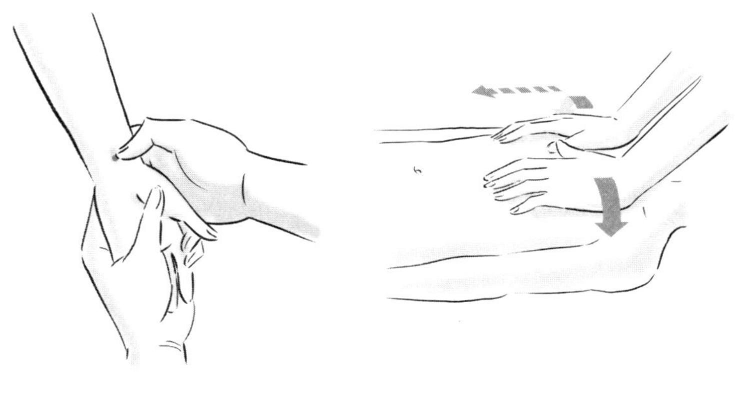

손목 내관혈 문지르기　　　　　　가슴 문지르기

## 발바닥 용천혈 만지기

한 손으로 아이의 발꿈치를 잡고 다른 손 엄지손가락으로 발바닥의 용천혈을 50번 누른 다음 가로질러 옆으로도 50번 밀어준다.

## 발바닥 반응구역 만지기

심장과 쓸개, 간과 위, 지라의 반응구역을 주무른다. 머리의 반응구역인 엄지발가락도 중심에서 바깥쪽으로 밀면서 주무른다.

# 마음이 불안하고 진정이 안 될 때

아이들은 자주 불안감을 느낀다. 어른이 보기에 아무것도 아닌 일에 아이들은 겁을 먹고 두려워한다. 아이들이 심하게 불안해하고 진정이 되지 않는다면 먼저 원인을 찾아서 다독이며 해소해주어야 한다. 그렇지 않고 공연히 아이의 담력을 키운답시고 오히려 공포 상황에 홀로 맞서게 한다면 극복은커녕 더 혼란스럽게 만들 수도 있다.

가장 좋은 방법은 아이를 보듬어 안아주면서 불안감의 대상이 별것 아니라고 설명해주고, 똑바로 바라볼 수 있게 도와주는 것이다. 그래도 쉽게 진정이 되지 않거나 너무 자주 불안감에 떤다면 다음과 같은 방법으로 주무르기를 해주면 도움이 된다.

## 손 만지기

양손으로 아이의 손을 감싸쥔 다음 아이의 손등에서 손가락 끝까지 부드럽게 여러 번 쓸어준다.

## 손가락 주무르기

아이의 손바닥을 아래로 향하게 쥐고 엄지손가락으로 아이의

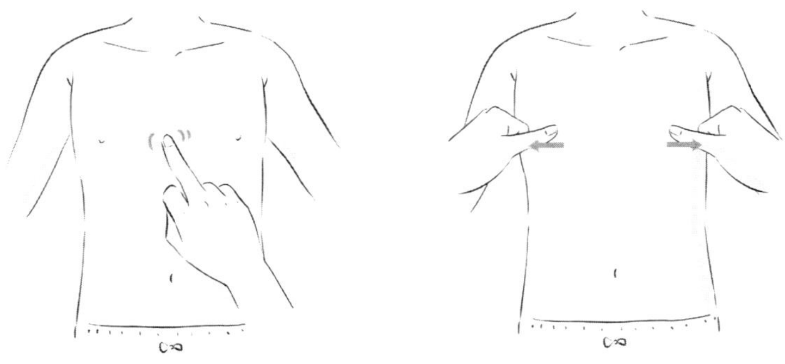

가슴 단중혈 문지르기

다섯 손가락 가운데 마디 주름을 각각 50번씩 주무른다.

### 이마 만지기

엄지손가락이나 집게손가락, 가운뎃손가락으로 아이의 미간을 지그시 10초 동안 눌러주거나 비벼준다. 그런 다음 미간 위쪽으로 천문혈을 밀어주는데, 양손 엄지손가락을 대고 번갈아 50번 곧게 올려 밀어준다.

### 팔 주무르기

양손으로 아이의 팔을 감싸쥔 다음 어깨에서 손목까지 내려가며 주무른다. 여러 번 주무른 다음 한 손으로 아이의 손을 잡고 다른 손으로 아이의 손목에서 어깨 쪽으로 팔을 죽 쓸어올린다.

### 가슴 단중혈 문지르기

엄지손가락이나 가운뎃손가락으로 가슴 한가운데의 단중혈을 50번 문지르고, 양손 엄지손가락으로 젖꼭지 옆까지 쓸어준다.

### 발바닥 용천혈 만지기

양손을 벌려 손바닥에 아이의 발뒤꿈치를 올려놓고 잡은 다음 엄지손가락과 나머지 손가락에 힘을 주어 발뒤꿈치 양옆을 지그시 잡아준다. 또는 몇 분 동안 가볍게 흔들어준 다음 엄지손가락으로 아이의 발바닥 가운데에 있는 용천혈을 50번 주무른다.

### 발바닥 반응구역 만지기

간과 부신, 콩팥, 갑상샘, 지라의 반응구역과 머리의 반응구역 인 엄지발가락을 골고루 주무른다.

# 잠을 자지 않을 때

아이들은 대체로 쉽게 잠이 든다. 그러나 잘 시간이 지났는데도 잠을 자지 않고 눈을 멀뚱멀뚱 뜨고 있다면 하루를 어떻게 보냈는지 살펴보도록 하자. 몸을 많이 움직이지 않고 빈둥거리며 하루를 보냈다면 밤에 그다지 졸리지 않을 것이다. 또 낮잠을 너무 많이 자도 잠이 오지 않는 것이 당연하다. 밤에 아이를 잘 자게 하는 가장 좋은 방법은 낮에 햇빛을 받으며 실컷 뛰어놀게 하는 것이다. 햇빛을 쪼이면 뇌 속의 수면 호르몬이 활성화되어 밤에 잘 자게 된다.

놀이 시간이 밤에 집중되어 있는 아이들도 일찍 자지 않는다. 너무 더울 때도 잠을 못 이루게 되는데, 몸의 온도가 높아지면 깊은 잠을 잘 수 없다. 또 간혹 몸이 아파 잠을 이루지 못하는 때도 있다. 몸이 많이 아프고 열이 올라 괴로울 때는 잠을 자고 싶어도 잘 수가 없다. 이 밖에도 낮에 깜짝 놀랐거나 신경이 날카로울 때도 쉽게 잠들지 못한다. 이때는 먼저 마음을 안정시켜야 한다. 그런 다음 도움이 되는 여러 가지 주무르기 방법을 활용해보자.

### 손바닥 문지르기

엄지손가락으로 아이의 손바닥 한가운데 있는 내노궁혈을 둥글게 돌리며 50번 문지른다. 그런 다음 내노궁혈 아래쪽의 소천심혈을 50번 문지른다.


### 손목 신문혈 만지기

손목 가로금 바깥쪽에 있는 신문혈을 엄지손가락으로 누르며 50번 문지른다.


### 머리 만지기

손가락을 벌려 약간 구부린 다음 손가락 끝을 아이 머리에 대고 머리를 빗듯이 힘을 주어 쓸어준다. 처음에는 이마 한가운데에서 뒤통수까지 몇 번 빗어주고, 이어 양쪽으로 옮겨가면서 빗어준다. 그런 다음 정수리를 중심으로 한 손은 이마 쪽으로, 다른 손은 뒤통수 쪽으로 머리 전체를 빗어준다.


### 뒷머리 풍지혈 만지기

목덜미 머리카락 경계 면의 양쪽 오목한 곳에 있는 풍지혈을 양손 엄지손가락으로 50번 누르거나, 누르고 비벼준다.


### 발바닥 용천혈 만지기

양손을 벌려 손바닥에 아이의 발뒤꿈치를 올려놓고 잡은 다음 엄지손가락과 나머지 네 손가락에 힘을 주어 발뒤꿈치 양옆을 지

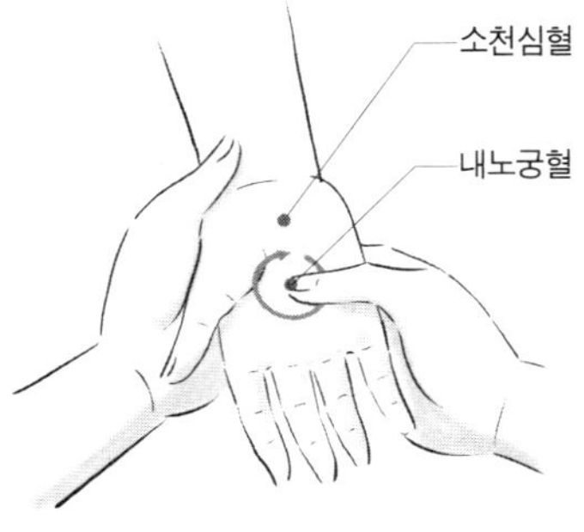


손바닥 문지르기

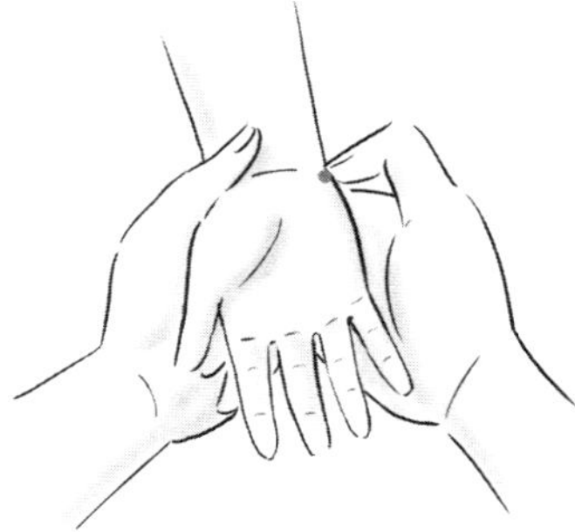

손목 신문혈 만지기

그시 잡아준다. 또는 몇 분 동안 가볍게 흔들어준 다음 엄지손가락으로 아이의 발바닥 가운데에 있는 용천혈을 50번 주무르거나, 엄지손가락으로 용천혈을 가로질러 옆으로 50번 밀어준다.

### 발바닥 반응구역 만지기

다섯 발가락과 뇌, 뇌하수체, 갑상샘의 반응구역을 주무른다.

# 열과 감기

열이 날 때
감기에 걸렸을 때

# 열이 날 때

아이들은 신진대사가 활발하기 때문에 기본적으로 어른보다 몸의 온도가 높고 호흡도 빠르다. 그런데다가 밖의 자극에도 몸의 온도가 쉽게 오르고, 몸이 조금만 아파도 심지어는 기분이 나빠도 열이 오른다. 이렇듯 아이들은 몸의 온도 조절 기능이 아직 미숙해 자주 열이 오르내린다.

처음 열이 나기 시작하면 열을 다스리는 주무르기를 해주면서 집에서 할 수 있는 간단한 처방으로 열을 떨어뜨린다. 그러나 열이 오르는 속도가 빠르거나, 열이 나면서 아이가 축 늘어지고 심하게 토하면 바로 의사에게 보여야 한다. 아이들은 쉽게 고열이 되는데, 39도가 넘는 고열은 그 자체로도 위험하다. 특히 뇌는 고열로 인해 손상을 입을 수 있으므로 신속히 전문가의 치료를 받아야 한다.

감기나 몸이 몹시 피곤하거나, 염증이 생겼을 때 열이 오르는 것은 원인을 쉽게 알 수 있으므로 당황할 필요가 없다. 이때는 원인을 해소해주면 열은 차츰 내리게 된다. 몸에 열이 난다는 것은 몸이 병과 싸우고 있다는 증거이다. 이때 해열제를 함부로 쓰면 몸의 치유 기능을 떨어뜨린다. 해열제는 열 때문에 아이가 몹시

힘들어할 때, 열이 너무 오래갈 때, 병이 점점 더 진행될 때 의사
의 처방을 받아 쓰는 것이 원칙이다.

아이가 열이 날 때 옷을 벗기고 얼음주머니와 차가운 물수건으
로 몸을 닦아주기도 하는데, 집에서는 삼가야 한다. 응급실에서
이렇게 할 때는 열 자체가 문제가 되어 급히 열을 떨어뜨려야 할
때이며, 의료진이 옆에 있기 때문에 가능한 것이다. 집에서 공연
히 병원 흉내를 내다간 아이만 더욱 힘들게 할 수 있다.

그러면 아이가 열이 날 때 집에서 치료할 수 있는 경우는 어떤
때일까? 열이 심하지 않다면 먼저 집에서 아이의 열을 다스려보는
것이 순서이다. 이때 주의할 점은 몸이 열을 아예 내지 못하게 막
는 것이 아니라 열이 잘 빠지게 도와주는 데 초점을 맞추어야 한
다. 몸에서 열을 빼내는 땀구멍이나 숨구멍이 잘 열려 있으면 그
곳을 통해 몸속 열이 잘 빠져나간다. 열이 빠져나가지 않고 몸 안
에 쌓여 있기 때문에 몸이 괴로운 것이다.


| 열을 내리는 여러 가지 방법 |

아이의 몸이 뜨거운 돌멩이처럼 따끈따끈한데 살갗은 보송보
송하고 빨간 입술로 뜨겁고 건조한 숨을 몰아쉬며 괴로워할 때가
있다. 이는 몸속에 열이 쌓여 있기 때문이다. 이럴 때 대개는 잘
주물러주고 미지근한 물수건으로 온몸을 닦아 닫혀 있던 땀구멍
을 열어주면 얼마 지나지 않아 땀이 송송 맺히면서 열이 서서히
떨어진다.

또 아이는 열이 나면서 추워하기도 하고, 반대로 열이 나면서 더워하기도 한다. 이때도 아이의 상태에 따라 처치 방법을 달리하면 열을 내리는 데 효과적이다. 추워하면서 열이 날 때는 손발이 차갑고, 땀은 나지 않거나 식은땀이 조금 맺힌다. 이때는 먼저 몸에 마찰을 일으켜 땀구멍을 열어주고, 심장 주위도 따뜻한 손바닥으로 마사지를 해주고, 손발도 잘 주물러 온몸에 피가 잘 돌게 해주어야 한다. 다음에 소개하는 주무르기 방법으로 정성껏 주무르면 온몸에 핏기가 돌면서 땀이 송글송글 맺히기 시작한다. 이쯤 되면 열도 내리고 괴로워하던 아이도 금방 편안해진다. 열이 나면서 더워할 때는 대개 열이 내리기 시작하는 것이다. 이때는 흐르는 땀을 잘 닦아주고 차가운 수건을 머리에 얹어주면 덜 괴로워한다.

열을 내리는 또 한 가지 방법은 관장을 하는 것이다. 열이 오르는 초기에 관장을 해주면 열이 쉽게 내리는 수가 많다. 그러나 아이의 기력이 몹시 약하거나 오랫동안 먹지 못하고 지쳐 있을 때는 삼가야 한다. 다만, 한 가지 명심할 것은 탈수에 주의해야 한다. 아이들은 열이 나거나 토하고 설사를 하면 쉽게 탈수가 되는데, 탈수가 되면 의식을 잃을 수도 있고 콩팥과 같은 장기에 나쁜 영향을 미치기도 한다. 그러므로 열이 날 때는 신경 써서 물을 충분히 먹여야 한다. 이때 아주 뜨겁거나 찬물보다는 미지근한 물이 좋고, 맹물보다는 보리차나 감잎차 또는 보리차에 죽염을 조금 넣은 물이 좋다. 그러나 아이가 물을 넘기지 못하고 자꾸 토하거나 혓바닥과 입술이 하얗게 된다면 탈수가 의심되므로 빨리 병원에 가야 한다.

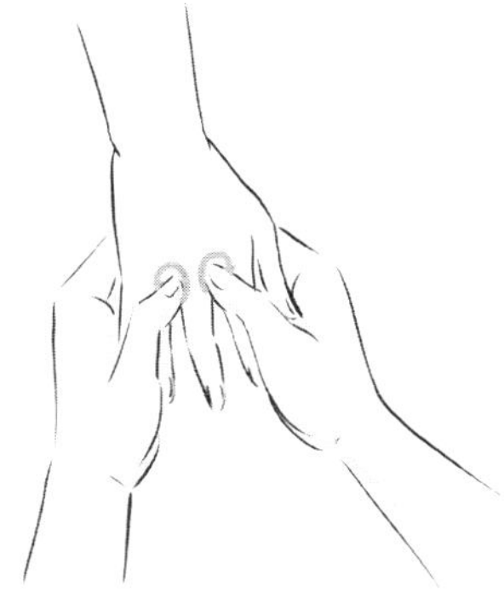

가운뎃손가락 이선문혈 문지르기

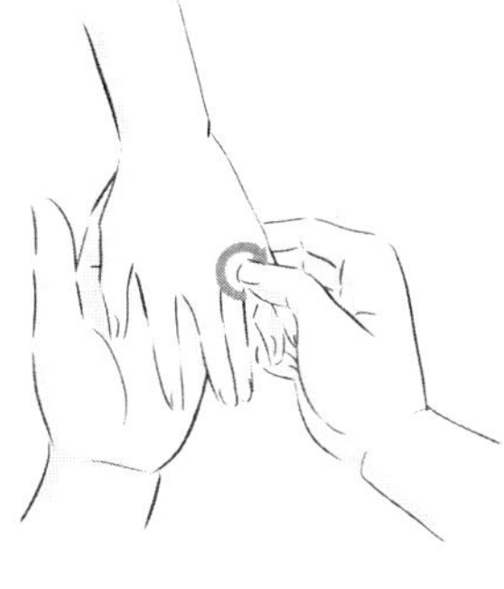

손가락 액문혈 문지르기

다음에 소개하는 주무르기 방법에는 열이 나는 원인과 상관없이 두루 쓸 수 있는 주무르기 방법과 열이 나는 원인에 따라 달리 쓰는 방법이 있으니 잘 살펴서 적당한 방법을 찾아 주무르도록 하자.

| 열을 내리는 기본적인 주무르기 |

## 가운뎃손가락 이선문혈 문지르기

손등에서 집게손가락과 가운뎃손가락의 손몸뼈 사이, 가운뎃손가락과 넷째 손가락의 손몸뼈 사이의 이선문혈을 양손 엄지손가락으로 돌리면서 100번 문지른다.

## 손가락 액문혈 문지르기

넷째 손가락과 새끼손가락이 갈라진 곳 아래쪽의 액문혈을 엄지손가락 끝으로 누르고 시계 방향으로 100번 문지른다.

### 손가락 주무르기

아이의 손가락에 있는 간경, 심경, 폐경, 위경, 대장경을 맑게 하는 주무르기를 해준다. 먼저 왼손으로 아이의 집게손가락을 잡고 오른손 엄지손가락으로 아이의 집게손가락 첫째 마디 가로금에서 손가락 끝으로 간경을 100번 밀어준다. 그런 다음 왼손으로 아이의 손바닥을 받치고 오른손 엄지손가락으로 아이의 가운뎃손가락 첫째 마디 가로금에서 손가락 끝으로 심경을 100번 밀어준다. 이어 오른손 엄지손가락으로 아이의 엄지손가락 첫째 마디에서 둘째 마디 아래까지의 위경을 곧게 100번 밀어준다. 또 아이의 손을 세우고 엄지손가락 옆으로 아이의 손아귀 쪽 집게손가락 아랫부분에서 손가락 끝까지 대장경을 100번 밀어준다.

### 손바닥 내노궁혈 밀기

아이의 손을 받치고 엄지손가락으로 아이의 가운뎃손가락 아랫부분 가로금에서 손바닥 중심의 내노궁혈까지 100번 밀어준다.

### 손바닥 판문혈 문지르기

아이의 손바닥을 잡고 엄지손가락으로 아이의 엄지손가락 두덩의 판문혈를 누른 다음 시계 반대 방향으로 100번 문지른다

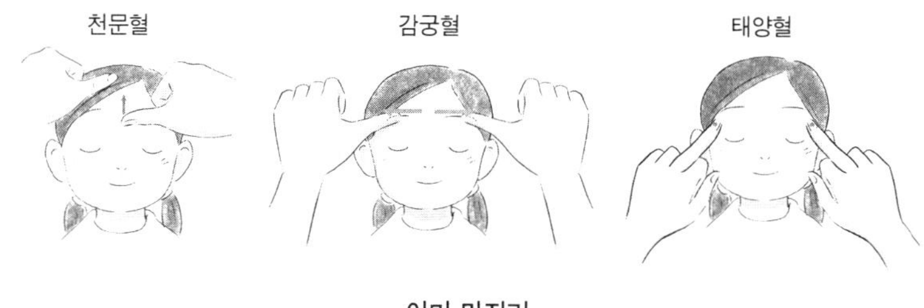



이마 만지기

### 이마 만지기(감기로 열이 날 때 하는 기본 동작)

아이를 눕히고 양손 엄지손가락 바깥쪽 가장자리로 아이의 미간에서 위쪽으로 천문혈을 50번 곧게 밀어준다. 이어 양손 엄지손가락으로 눈썹을 따라 가볍게 양쪽으로 감궁혈을 50번 밀어준다. 그런 다음 눈과 귀 사이에 있는 태양혈에 양손 가운뎃손가락을 대고 귀 쪽으로 가볍게 문지르며 50번 비벼준다.

### 팔뚝 천하수혈 밀기

한 손으로 아이의 손바닥을 잡아 움직이지 않게 하고 다른 손 집게손가락과 가운뎃손가락 또는 엄지손가락으로 아이의 손목에서 팔꿈치까지의 천하수혈을 100번 밀어준다.

### 다리 족삼리혈 문지르기

아이를 눕히거나 앉혀놓고 다리를 굽힌 다음 엄지손가락으로 무릎 바깥쪽 아래 족삼리혈을 누르고 시계 반대 방향으로 100번 문지른다.

### 발바닥 용천혈 밀기

한 손으로 아이의 발꿈치를 잡고 다른 손 엄지손가락으로 발바닥 가운데의 용천혈을 누른 다음 발가락 쪽으로 100번 밀어준다.


### 발바닥 반응구역 만지기

머리와 이마의 반응구역인 엄지발가락 전체와 나머지 네 발가락의 지문 면을 주무른 다음 폐와 기관지, 심장, 위, 간, 콩팥의 반응구역을 골고루 주무른다.


### | 추워서 걸린 감기로 열이 날 때 |

아이가 감기에 걸리면 열이 나게 마련이다. 그런데 감기는 여러 가지 원인에 의해 걸리는데, 그 원인에 따라 주무르는 방법을 달리 하면 열을 내리는 데 더욱 효과적이다. 추위로 인한 감기는 겨울에 몸을 따뜻하게 하지 못했거나, 여름에 냉방이 잘된 곳에 오랫동안 있어 걸린 감기를 말한다. 이때 아이의 증상은 몸이 오슬오슬 춥고 떨리며 열은 그다지 높지 않다. 또 코가 막히고 멀건 콧물이 나며, 희고 묽은 가래가 나온다. 온몸이 쑤시고 머리도 아프지만 땀은 별로 나지 않는다. 이때 다음과 같은 방법으로 매일 주물러준다.


### 가운뎃손가락 이선문혈 문지르기

가운뎃손가락 손몸뼈 양쪽의 이선문혈을 양손 엄지손가락으로

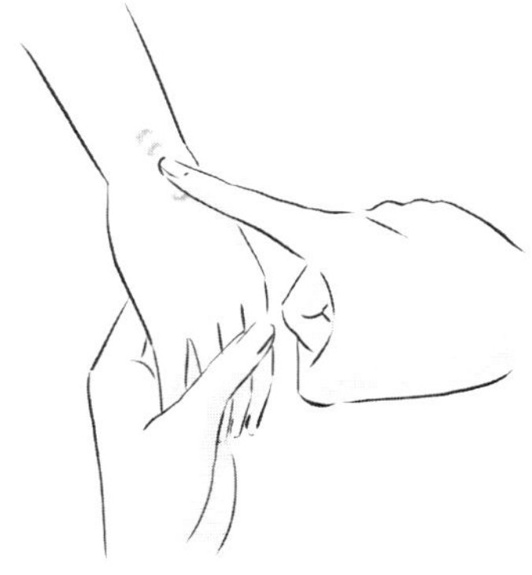

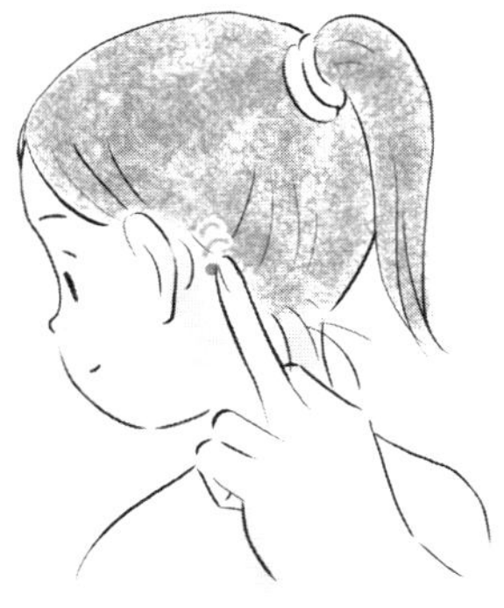

손목 일와풍혈 문지르기　　　　　귀뒤높은뼈 문지르기

돌리면서 100번 문지른다.


### 넷째 손가락 폐경 밀기

왼손으로 아이의 넷째 손가락을 잡고 오른손 엄지손가락으로 아이의 넷째 손가락 첫째 마디 가로금에서 손가락 끝 쪽으로 폐경을 100번 곧게 밀어준다.


### 손목 일와풍혈 문지르기

손등 쪽 손목 부위 한가운데 있는 일와풍혈을 엄지손가락이나 집게손가락 끝으로 100번 문지른다.


### 뒷머리 풍지혈 만지기

뒷머리 아랫부분의 움푹 들어간 풍지혈을 양손 엄지손가락으

로 50번 누르거나, 누르고 비벼준다. 또는 아이의 머리를 움직이
지 않게 잡고 다른 손 엄지손가락과 집게손가락 또는 가운뎃손가
락으로 50번 조른다.

### 귀뒤높은뼈 문지르기

귀 뒤 불룩 올라온 곳과 머리카락이 난 가장자리 사이에 있는
오목한 곳이 귀뒤높은뼈(이후고골혈)이다. 엄지손가락이나 가운뎃
손가락으로 이곳을 100번 문지른다. 두통이 심할 때 쓰면 좋다.

### 등허리 폐수혈 문지르기

3번과 4번 가슴등뼈(제3, 4 흉추 가시돌기) 사이 양옆에 있는 폐수
혈을 양손 엄지손가락이나 가운뎃손가락으로 50번 누르면서 문
지른다. 또는 집게손가락과 가운뎃손가락으로 동시에 누르면서
문지른다.

### 발바닥 반응구역 만지기

머리와 이마의 반응구역인 엄지발가락 전체와 나머지 네 발가
락의 지문 면을 주무른 다음 폐와 기관지, 심장, 위의 반응구역을
골고루 주무른다.

### | 바람에 의한 감기로 열이 날 때 |

봄과 여름에 많이 걸리는 감기로, 열이 꽤 많이 나고 땀도 많이

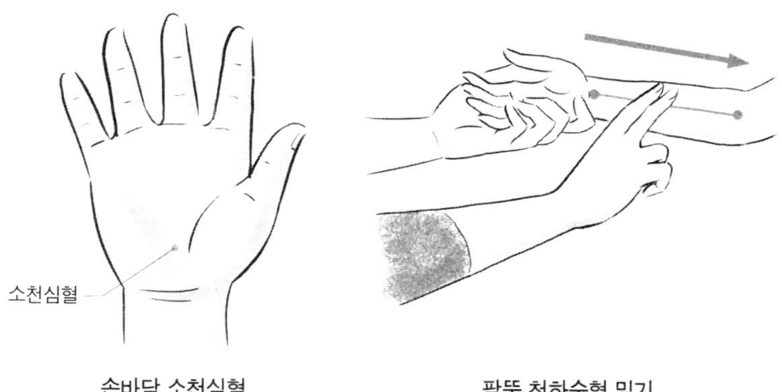



손바닥 소천심혈            팔뚝 천하수혈 밀기

난다. 코가 막히고 탁한 콧물을 흘리며 목구멍이 벌겋게 붓고 혀 끝이 빨갛다. 가래는 누렇고 약간 눅진하다. 이때는 다음과 같이 매일 주물러준다.

### 손바닥 소천심혈 문지르기

손바닥 쪽 엄지손가락 두덩과 새끼손가락 두덩이 만나는 오목한 곳의 소천심혈을 가운뎃손가락으로 80번 문지른다.

### 팔뚝 천하수혈 밀기

한 손으로 아이의 손바닥을 잡아 움직이지 않게 하고 다른 손 집게손가락과 가운뎃손가락 또는 엄지손가락으로 아이의 손목에서 팔꿈치까지의 천하수혈을 100번 밀어준다.

### 등뼈 밀기

집게손가락과 가운뎃손가락을 벌려 목 뒤 등뼈 옆을 따라 아이의 엉덩이 선이 끝나는 곳까지 100번 밀어준다.

### 발바닥 반응구역 만지기

머리와 코, 목의 반응구역인 엄지발가락 전체와 폐, 기관지, 심장, 위, 간, 부신의 반응구역을 골고루 주무른다.

### | 음식을 먹고 얹혀서 열이 날 때 |

위장이 음식물을 미처 다 소화하지 못해 음식물이 그대로 얹혀 있으면 몸에서 열이 나며 배가 아프다. 이때 아이는 음식을 먹으려 하지 않고 울며 보채는데, 그리 높지 않은 열이 난다. 또 아이의 입에서는 시큼하고 상한 냄새가 난다. 다음과 같은 방법으로 잘 주물러 얹힌 것이 내려가면 열도 저절로 떨어진다.

### 집게손가락 대장경 밀기

아이의 손을 세워 엄지손가락 옆면으로 집게손가락과 엄지손가락이 만나는 손아귀에서 집게손가락 끝에 이르는 일직선의 대장경을 100번 곧게 밀어준다.

### 손바닥 판문혈 문지르기

한 손으로 아이의 손바닥을 잡고 다른 손 엄지손가락으로 아이

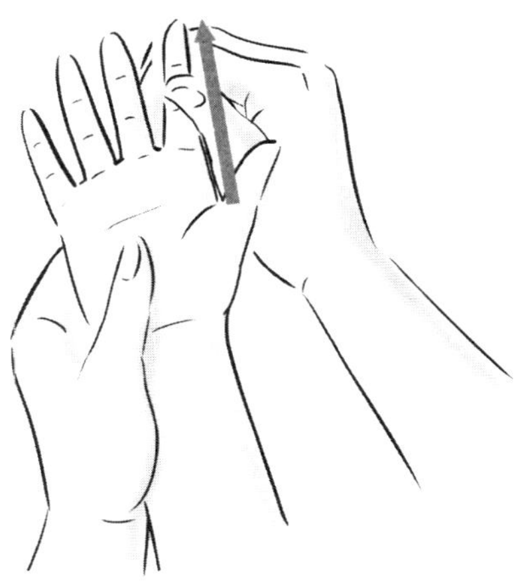

집게손가락 대장경 밀기

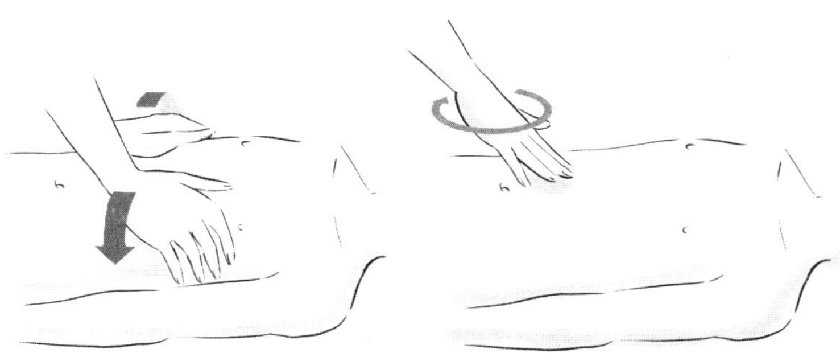

윗배 만지기

의 엄지손가락 두덩의 판문혈를 누른 다음 시계 반대 방향으로
100번 문지른다.

### 윗배 만지기

아이를 눕히고 양손을 아이의 배에 대고 갈비뼈 아래 가장자리
를 따라 배 양쪽으로 100번 밀어준다. 그런 다음 집게손가락, 가
운뎃손가락, 넷째 손가락을 모아 쥐거나 손바닥을 윗배(가슴 아래
배꼽 위의 배)에 대고 시계 방향으로 80번 쓰다듬어준다.

### 배 문지르기

아이를 눕힌 다음 엄지손가락 두덩을 아이의 배에 대고 배꼽을
중심으로 시계 반대 방향으로 문지른다. 처음에는 작게 시작해
원을 점점 크게 그리면서 배 전체를 천천히 60번 문지른다.

### 발바닥 반응구역 만지기

머리와 이마의 반응구역인 엄지발가락 전체와 심장, 위, 간, 콩
팥, 지라의 반응구역을 골고루 주무른다.

| 음기가 부족해 열이 날 때 |

주로 오후에만 열이 나고, 손과 발이 뜨거우며 입맛이 없어 잘
먹지 않아 몸집이 작고 여위기도 한다. 밤에 잘 때 식은땀이 나고
혀는 붉고 설태가 적은 경우 한의학에서는 '음기陰氣가 허虛해 열

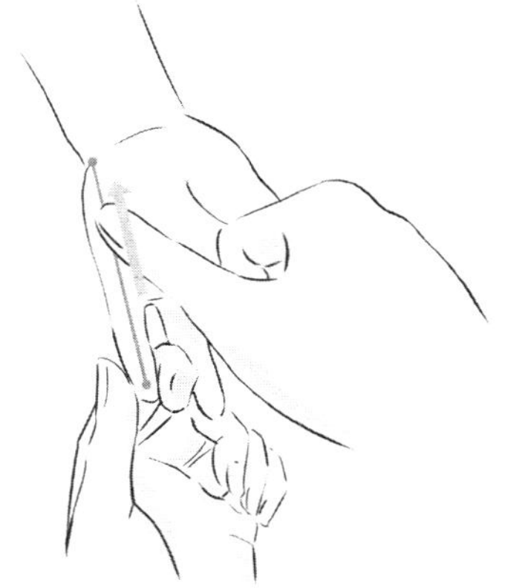

새끼손가락 신경 밀기

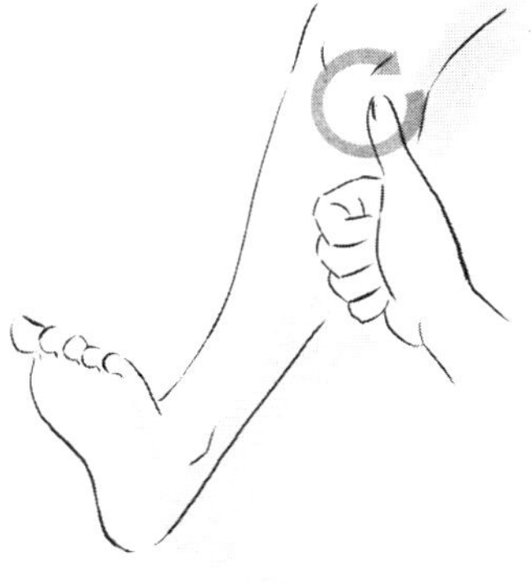

다리 족삼리혈 문지르기

이 난다'고 한다. 이때 다음과 같이 매일 주무르기를 해주면 도움
이 된다.


### 엄지손가락 비경 밀기

엄지손가락 바깥쪽 비경을 엄지손가락이나 집게손가락, 가운
뎃손가락으로 손가락 끝에서 아래쪽으로 200번 밀어준다.


### 새끼손가락 신경 밀기

왼손으로 아이의 새끼손가락을 잡고 오른손 엄지손가락으로
새끼손가락 끝에서 손목까지의 신경을 200번 밀어준다.

### 손바닥 문지르기

아이의 손바닥 한가운데 있는 내노궁혈을 엄지손가락으로 둥글게 돌리며 50번 문지른다. 이어서 엄지손가락 두덩과 새끼손가락 두덩이 만나는 오목한 곳의 소천심혈을 내노궁혈 쪽으로 50번 밀거나 문지른다.

### 팔뚝 천하수혈 밀기

한 손으로 아이의 손바닥을 잡아 움직이지 않게 하고 다른 손 집게손가락과 가운뎃손가락 또는 엄지손가락으로 아이의 손목에서 팔꿈치까지의 천하수혈을 100번 밀어준다.

### 다리 족삼리혈 문지르기

아이를 눕히거나 앉혀놓고 다리를 굽힌 다음 엄지손가락으로 무릎 바깥쪽 아래 족삼리혈을 누르고 시계 반대 방향으로 100번 문지른다.

### 발바닥 용천혈 밀기

한 손으로 아이의 발꿈치를 잡고 다른 손 엄지손가락으로 발바닥 한가운데의 용천혈을 누른 다음 발가락 방향으로 100번 밀어준다.

### 발바닥 반응구역 만지기

머리와 이마의 반응구역인 엄지발가락 전체와 심장, 위, 간, 콩팥, 지라의 반응구역을 골고루 주무른다.

# 감기에 걸렸을 때

감기란 주로 바이러스가 몸속에 들어와 생기는 호흡기병으로 머리가 아프거나 코막힘과 열이 나는 따위의 증상을 보인다. 하지만 이렇게 간단하게 감기를 이야기하기에는 부족한 점이 많다. 감기에는 열감기, 몸살감기, 콧물감기, 목감기와 며칠 또는 아주 오래가는 감기도 있다. 아이들은 토하거나 설사와 같은 장염 증상을 동반하기도 한다. 세균성 독감인 인플루엔자처럼 특정한 때 유행하는 세균에 의해 걸리기도 하지만, 대개 감기 바이러스는 늘 우리 주변을 떠돌고 있다가 어떤 허점이 생기면 몸속으로 들어온다. 그러므로 감기에 걸리지 않으려면 평소 몸 관리를 잘해 면역력을 키워야 한다.

아기들은 태어날 때 가지고 있던 면역력과 엄마 젖을 통해 흡수한 면역력이 떨어질 때쯤부터 감기에 걸리기 시작한다. 어린 아기가 감기에 걸려 고생하는 모습은 안쓰럽지만, 사실 그렇게 앓고 나면 몸의 면역력이 높아진다. 그러므로 가끔 감기를 앓는 것은 그리 걱정할 일이 아니다.

그렇지만 몸의 저항이 유난히 약해 유행하는 감기마다 모두 걸리는 아이가 있다. 감기가 10일에서 15일 이상 간다면 단순한 감기가 아닐 수 있다. 몸이 견뎌내지 못하고 병을 키운 것인데, 그렇게 되면 치료도 오래 걸리고 아이도 고생이 심하다. 만성 비염이나 만성 기관지염이 되는 후유증을 앓을 수도 있다.

가벼운 감기에 걸렸다면 어느 집에서나 비슷한 방법으로 아이를 돌보게 되는데, 사실 이것이야말로 가장 효과적인 처방이다. 몸을 따뜻하게 해주고, 집안의 환기와 습도를 조절해 맑고 촉촉한 공기를 유지한다. 뜨거운 보리차나 국물을 자주 먹이거나 신선한 과일즙을 먹이며, 죽염물로 코와 목을 헹궈준다. 뜨거운 물에 발을 담그는 족욕도 많이 쓰는 방법이다. 모두 몸속을 따뜻하게 하고 땀을 내는 방법들이다. 그리고 푹 쉬고 나면 아이는 언제 그랬냐는 듯이 신나게 뛰어논다. 이와 더불어 다음과 같은 몸 주무르기까지 해주면 아이는 한결 수월하게 감기를 이겨낼 것이다.

(감기로 열이 나는 경우는 앞의 '열이 날 때'에서, 기침이 심한 경우는 뒤에 '기침이 날 때'에서 따로 설명했다. 열이나 기침이 특히 심한 경우이므로 참고하도록 한다. 여기에서는 감기에 쓰는 기본적인 주무르기를 소개하고, 이어서 특별히 더 심한 증상이 있을 때 함께 쓸 수 있는 주무르기 방법을 소개했다.)


| 감기에 쓰는 기본적인 주무르기 |

## 얼굴 영향혈과 손 합곡혈 만지기

콧방울 바깥쪽에 있는 영향혈을 양손 엄지손가락이나 가운뎃손가락으로 각각 30~50번 눌렀다 풀었다 한다. 이어 엄지손가락과 집게손가락 사이에 있는 합곡혈을 엄지손가락 끝으로 30~50

번 눌렀다 풀었다 한다. 이때 영향혈과 합곡혈을 왼쪽과 오른쪽
으로 엇갈리게 만지면 좋다. 왼쪽 영향혈을 만진 다음 오른손 합
곡혈을 누르고, 이어 오른쪽 영향혈을 만진 다음 왼손 합곡혈을
눌러준다.

### 이마 만지기

아이를 눕히고 양손 엄지손가락 바깥쪽 가장자리로 아이의 미
간에서 머리카락 경계 면을 잇는 천문혈을 50번 곧게 밀어준다.
이어 양손 엄지손가락으로 눈썹을 따라 가볍게 양쪽으로 감궁혈
을 50번 밀어준다. 그런 다음 양손 가운뎃손가락으로 눈과 귀 사
이에 있는 태양혈을 귀 쪽으로 가볍게 문지르며 50번 비벼준다.

### 귀뒤높은뼈 문지르기

귀 뒤 불룩 올라온 곳에 있는 귀뒤높은뼈(이후고골혈)를 엄지손
가락이나 가운뎃손가락으로 100번 문지른다. 두통이 심할 때 쓰
면 좋다.

### 목덜미 대추혈 문지르기

한 손으로 아이의 이마를 받치고 다른 손 엄지손가락 끝으로
목뼈와 척추뼈가 만나는 곳의 대추혈을 50번 누르거나 문지른다.

### 목덜미 풍부혈 문지르기

한 손으로 아이의 이마를 받치고 다른 손 엄지손가락 끝으로

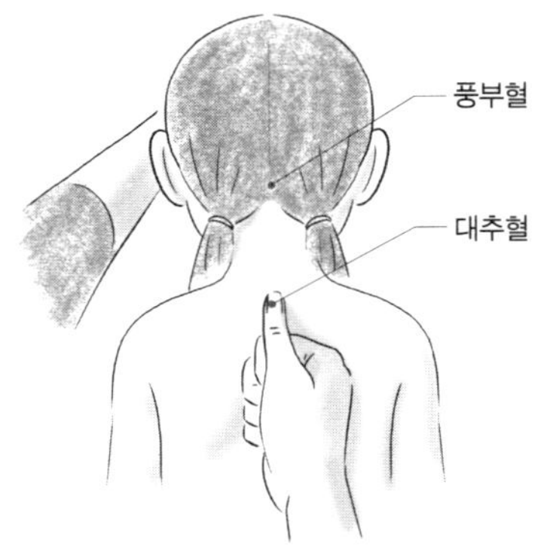

목덜미 대추혈과 풍부혈 문지르기

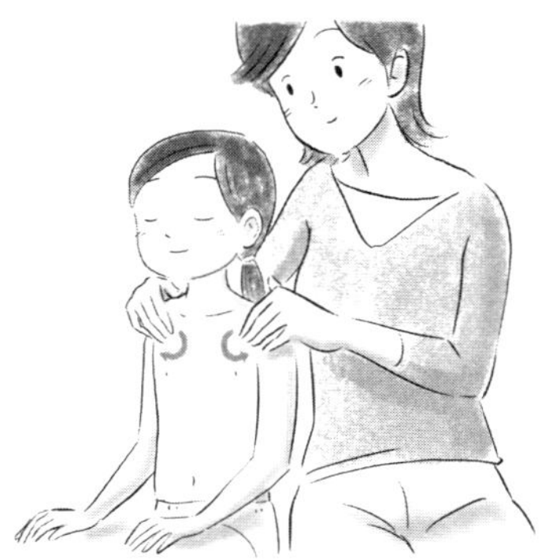
어깨 아래 문지르기

목덜미의 머리뼈와 목뼈가 만나는 오목한 곳의 풍부혈을 50번 누르거나 문지른다. 또는 엄지손가락으로 풍부혈에서 대추혈까지 곧게 밀며 비벼준다.


### 어깨 아래 문지르기

아이를 앉히거나 눕힌 다음 아이의 어깨 관절과 빗장뼈가 만나는 움푹한 곳에 손가락을 모아 대고 가슴 중심으로 빗겨 쓸어주거나 둥글게 문지른다.


### 발바닥 반응구역 만지기

한 손으로 아이의 발뒤꿈치를 단단히 잡고 다른 손 엄지손가락으로 폐와 기관지의 반응구역을 옆으로 20번 죽 밀어준 다음 반대 방향으로도 밀어준다. 또 목과 코에 해당하는 반응구역인 양 발 엄지발가락의 바깥 옆부분을 주무르는데, 발가락 안쪽 마디에 서 바깥쪽으로 밀어내듯 여러 번 눌러준다.




몸이 오슬오슬 춥고 떨리며 열이 난다. 코가 막히고 맑은 콧물 을 흘리며 재채기를 한다. 가래가 나오는 기침을 하고 머리도 아 프며 목구멍도 간지럽다면 앞에서 소개한 '감기에 쓰는 기본적인 주무르기'와 함께 다음과 같이 주물러준다.


## 가운뎃손가락 이선문혈 만지기

가운뎃손가락 양쪽 손몸뼈 사이의 이선문혈을 양손 엄지손가 락으로 돌리면서 100번 문지른다. 또는 5번 조르듯 꼬집은 다음 비벼주기도 한다.


## 넷째 손가락 폐경 밀기

아이의 넷째 손가락을 잡고 엄지손가락으로 아이의 넷째 손가락 첫째 마디 가로금에서 손톱 끝까지의 폐경을 100번 곧게 밀어준다.


## 손등 외노궁혈 문지르기

아이의 손등 한가운데 있는 외노궁혈을 엄지손가락이나 가운 뎃손가락으로 200번 문지른다.

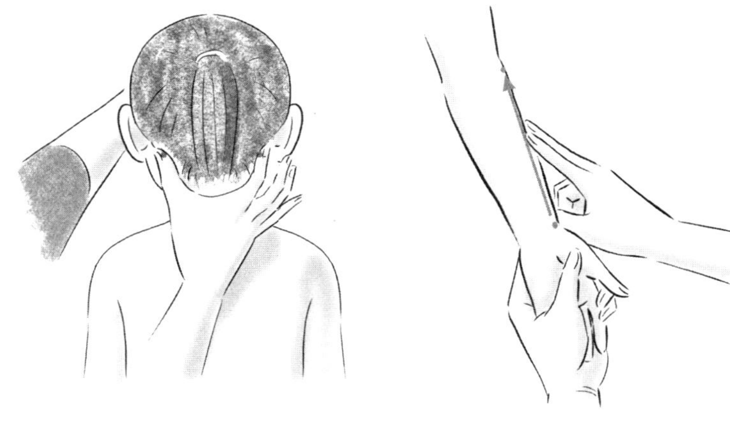

목덜미 풍지혈 만지기

팔뚝 삼관혈 밀기

## 목덜미 풍지혈 만지기

양손 엄지손가락으로 목덜미 풍지혈을 50번 누르거나, 누르고 비벼준다. 또는 한 손으로 아이의 머리를 움직이지 않게 잡고, 다른 손 엄지손가락과 집게손가락이나 가운뎃손가락으로 풍지혈을 50번 조르듯 누른다.

## 팔뚝 삼관혈 밀기

한 손으로 아이의 손바닥을 잡아 움직이지 않게 하고 다른 손 집게손가락과 가운뎃손가락 또는 엄지손가락으로 아이 손목에서 팔꿈치까지의 삼관혈을 200번 밀어 올린다.

그다지 추워하지는 않지만 열이 많이 나고 땀도 난다. 코가 막혀 콧물을 흘리며 재채기를 하고, 기침 가래도 있다. 머리도 아픈데, 특히 목구멍이 발갛게 부어올라 아프며 입이 마르는 감기이다. 앞에서 소개한 '감기에 쓰는 기본적인 주무르기'와 함께 다음과 같이 주물러준다.

### 엄지손가락 소상혈 만지기

한 손으로 아이의 손을 받치고 다른 손 엄지손가락 손톱으로 엄지손가락 손톱 위 몸쪽 모서리 소상혈을 꼬집듯이 3~4번 누른다. 또는 엄지손가락으로 세게 돌리며 3~4번 비벼준다.

### 넷째 손가락 폐경 밀기

아이의 넷째 손가락을 잡고 엄지손가락으로 아이의 넷째 손가락 첫째 마디 가로금에서 손톱 끝까지의 폐경을 100번 곧게 밀어준다.

### 팔뚝 천하수혈 밀기

한 손으로 아이의 손바닥을 잡아 움직이지 않게 하고 다른 손 집게손가락과 가운뎃손가락 또는 엄지손가락으로 아이의 손목에서 팔꿈치까지의 천하수혈을 100번 밀어준다.

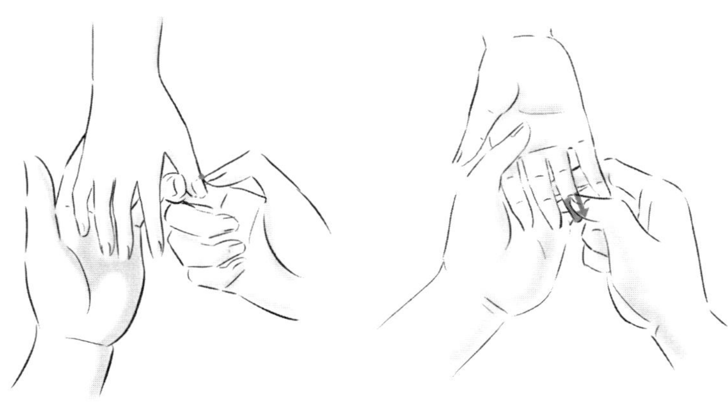

엄지손가락 소상혈 만지기

넷째 손가락 폐경 밀기

## 어깨 견정혈 만지기

어깨 근육 한가운데의 견정혈을 양손 엄지손가락과 집게손가락, 가운뎃손가락으로 3~4번 세게 쥐었다 놓았다 하거나 힘을 주어 주무른다.

## 등뼈 밀기

집게손가락과 가운뎃손가락을 벌려 목 뒤 등뼈 조금 옆에 대고 아이의 엉덩이 선이 끝나는 곳까지 100번 밀어준다.

| 열과 오한이 있고 기침이 심한 감기 |

열이 나고 머리도 아프며 몸이 오슬오슬 춥고 떨리는 좀 심한

감기이다. 코가 막히고 기침도 심한데, 기침 소리가 깊고 목에서
는 가래가 끓는다. 앞에서 소개한 '감기에 쓰는 기본적인 주무르
기'와 함께 다음과 같이 주물러준다.

### 엄지손가락 비경 만지기

엄지손가락 바깥쪽 옆선의 비경을 엄지손가락이나 집게손가
락, 가운뎃손가락으로 왔다 갔다 하며 200번 밀어준다. 비경을 왔
다 갔다 하며 만지는 이유는 비경을 맑게 하기와 보호하기 효과
를 모두 보기 위해서이다.

### 손가락 사횡문 밀기

왼손으로 아이의 손바닥을 잡고 오른손 엄지손가락 지문 면이
나 옆면으로 엄지손가락을 뺀 네 손가락 가운데 마디 가로금인 사
횡문을 왔다 갔다 하며 100번 밀어준다.

### 손가락 소횡문 밀기

엄지손가락을 뺀 네 손가락의 세 번째 마디 가로금인 소횡문혈
을 엄지손가락으로 50번 곧게 밀어준다.

### 손바닥 내팔괘 만지기

엄지손가락으로 아이의 왼쪽 손바닥 내팔괘 위를 시계 방향으
로 둥글게 누르며 돌린다. 오른손은 반대 방향으로 돌린다.

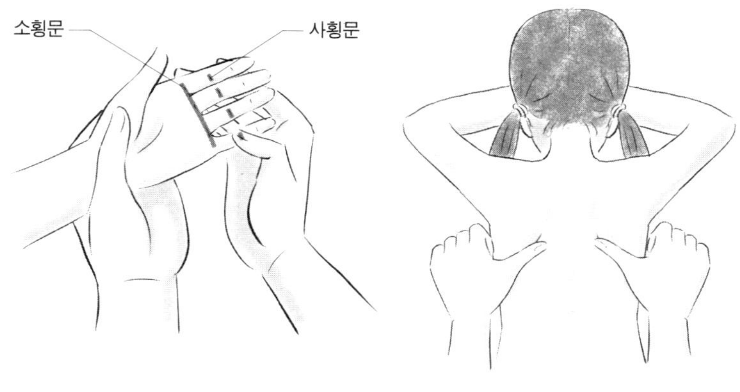



손가락 사횡문과 소횡문 밀기      등허리 폐수혈 문지르기

## 가슴 단중혈 밀기

아이를 눕힌 다음 양손 엄지손가락을 아이의 가슴 한가운데(두 젖 꼭지를 연결한 선의 가운데)에 대고 양쪽으로 50~100번 갈라 밀어낸다.

## 등허리 폐수혈 문지르기

3번과 4번 가슴등뼈(제3, 4 흉추 가시돌기) 사이의 양옆 폐수혈을 양손 엄지손가락이나 가운뎃손가락으로 50번 누르면서 문지른다. 또는 집게손가락과 가운뎃손가락으로 누르면서 문지른다.

### | 배탈과 함께 오는 감기 |

감기에 걸리면 대체로 소화 기능이 많이 떨어진다. 그런데 심한 배탈과 함께 감기 증상을 보이는 때가 있다. 이때 배가 더부룩해 음식을 먹지 못하고, 시큼하고 썩은 냄새가 나면서 토하며 설사나 굳은 똥을 눈다면 앞에서 소개한 '감기에 쓰는 기본적인 주무르기'와 함께 다음과 같이 주물러준다.

### 집게손가락 대장경 밀기

아이의 손을 세우고 엄지손가락 옆면으로 아이의 집게손가락 끝에서 손아귀까지 일직선의 대장경을 200번 곧게 밀어준다.

### 손바닥 판문혈 문지르기

한 손으로 아이의 손바닥을 잡고 다른 손 엄지손가락으로 아이의 엄지손가락 두덩의 판문혈를 누른 다음 시계 방향으로 100번 문지른다.

### 손바닥 내팔괘 만지기

엄지손가락으로 아이의 왼쪽 손바닥 내팔괘 위를 시계 방향으로 둥글게 누르며 돌린다. 오른손은 반대 방향으로 돌린다.

### 팔뚝 천하수혈 밀기

한 손으로 아이의 손바닥을 잡아 움직이지 않게 하고 다른 손 집게손가락과 가운뎃손가락 또는 엄지손가락으로 아이의 손목에서 팔꿈치까지의 천하수혈을 100번 밀어준다.

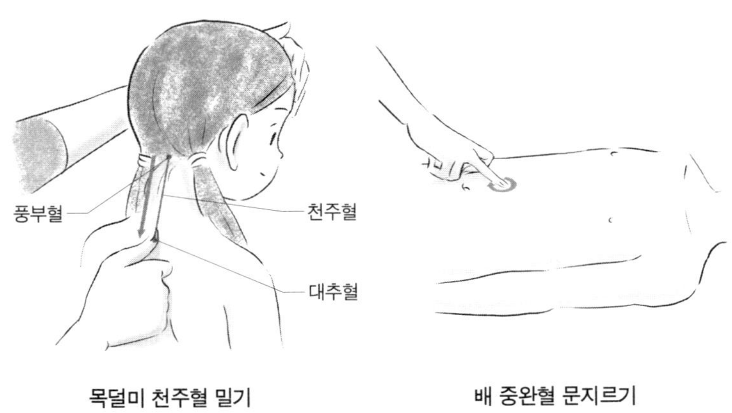



목덜미 천주혈 밀기

배 중완혈 문지르기

### 목덜미 천주혈 밀기

한 손으로 아이의 이마를 받치고 다른 손 엄지손가락이나 가운
뎃손가락으로 목덜미 가운데 천주혈을 따라 위에서 아래로 100번
곧게 밀어준다.

### 배 중완혈 문지르기

아이를 눕힌 다음 엄지손가락이나 가운뎃손가락으로 배꼽 위
쪽 중완혈을 시계 방향으로 100번 돌리면서 문지른다.

### 배꼽 문지르기

아이를 눕힌 다음 손바닥 아랫부분으로 아이의 배꼽을 시계 방
향으로 100번 돌리면서 문지른다.

• 무즙

일반적인 감기와 가래, 기침이 심한 감기에 좋다. 무를 얇게 저며 꿀을 부어 하룻밤 서늘한 곳에 두면 맑은 즙이 우러나온다. 이 즙을 한두 숟가락씩 마시면 기침 가래가 가라앉는다. 껍질째 갈아서 즙을 마셔도 된다.

• 배즙

목이나 폐에 염증이 생겨 열이 많이 나는 감기에 좋다. 배의 윗부분을 오려 속을 조금 파낸 다음 꿀을 넣어 다시 덮어서 찜통에 쪄 이것에서 우러나온 배즙을 마신다. 또는 배를 갈아 즙을 낸 그대로 꿀을 섞어 마셔도 된다. 꿀과 함께 도라지를 넣기도 한다.

• 은행, 모과, 도라지, 유자, 귤껍질

은행은 기침이나 천식에 좋다. 껍질을 벗겨 구워 먹거나 조청에 졸여 먹는다. 너무 많이 먹으면 안 되고 하루 5알 이내로 먹는다. 목이 많이 아픈 목감기나 기침이 심할 때는 모과가 좋다. 얇게 저며 꿀에 재었다가 차로 끓여 마신다. 얇게 저며 그늘에 말려 차를 끓여 마셔도 된다. 도라지도 기침 감기나 목감기에 좋다. 말려서 가루 내어 꿀에 개어 먹어도 되고, 차를 끓여 마셔도 된다. 유자도 비타민이 풍부해 일반적인 감기에 효과가 있다. 귤껍질도 유자와 마찬가지로 비타민이 풍부해 감기에 좋다. 유기농 귤껍질을 그늘에서 잘 말렸다가 달이듯이 끓여 마시면 된다. 특히 몸살감기에 좋다.

• 파 뿌리와 생강

파의 흰뿌리는 몸을 따뜻하게 해주고 위장 기능을 도와준다. 소화를 촉진시키는 한편, 땀을 내어 열을 내려주는 작용과 염증을 막아주는 작용도 한다. 생강 역시 몸을 따뜻하게 해주고 비위를 좋게 한다. 파 뿌리와 생강을 함께 끓여 마신다. 파의 흰뿌리는 평소 파를 쓸 때마다 따로 잘라 잘 말려 보관해놓고, 생강은 꿀에 재었다가 쓴다.

# 호흡기병

기침이 날 때
기관지염
기관지천식
비염

# 기침이 날 때

아이들이 기침을 하는 것은 대개 감기 때문이다. 몸속으로 들어온 세균이나 바이러스를 죽이려고 치열한 싸움을 벌이는 전쟁터가 기관지와 허파 같은 호흡기이며, 그 흔적이 가래이다. 이것을 몸 밖으로 빠르게 내보내려고 할 때 기침을 하게 된다. 가래가 많지 않을 때는 녹아서 몸 안으로 흡수되어 없어지기도 하지만, 너무 많아서 기관지 안에 쌓여 괴롭힐 때가 있다. 호흡기 안의 수분과 체액이 충분하지 못해 효과적으로 세균을 죽이지 못할 때도 그렇다.

이렇게 쌓이면 가래가 끓는 젖은 기침을 하게 된다. 가래가 잘 나오지 못하고 쌓여 있으면 호흡기에 만성병이 생기므로 일단 가래가 생겼을 때는 가래를 잘 삭여 나오기 쉽게 해주어야 한다. 집 안 공기는 깨끗하고 촉촉하게 환기를 잘 해주어야 하고, 따뜻한 물을 많이 먹여야 한다. 가래에 좋은 도라지나 배를 먹이는 것도 좋다.

얕고 마른기침을 할 때도 있다. 감기 초기에 마른기침을 하는 것은 차갑고 마른 공기가 갑자기 호흡기를 자극하기 때문이다. 또는 평소 기관지가 조금 건조하고 열이 있거나, 만성 기관지염이 있어 기능이 약할 때 가슴이 답답해 잔기침을 하기도 한다. 이때도 기관지를 축축하게 해주어야 하므로 집안의 습도를 높이고 물을 충분히 먹여야 한다.

간혹 한밤중에 열이 펄펄 끓으면서 컹, 컹 하는 울림이 크고 깊은 기침을 하는 수가 있다. 마치 늑대가 짖는 듯한 소리라서 한 번 들으면 결코 잊어버리지 않게 되는데, 이것은 급성 후두염이다. 목이 심하게 부었기 때문에 그런 소리가 나는 것이다. 목이 많이 부어 목구멍을 막을 정도가 되면 숨쉬기 어려워지므로 바로 응급실로 가야 한다. 심하지 않다면 가습기나 뜨거운 물을 끓여 아이 주변의 습도를 높여주면 가라앉기도 한다.

아이가 감기에 걸려 기침을 많이 하거나, 평소에도 기침을 달고 산다 싶으면 가장 먼저 폐를 잘 보호할 수 있는 방법을 찾아야 한다. 다음은 폐의 기능을 튼튼히 하는 데 도움이 되는 주무르기 방법이다.

## 엄지손가락 비경 밀기

엄지손가락 바깥쪽 옆선의 비경을 엄지손가락이나 집게손가락, 가운뎃손가락으로 손가락 끝에서 아래쪽으로 200번 밀어준다.

## 넷째 손가락 폐경 밀기

왼손으로 아이의 넷째 손가락을 잡고 오른손 엄지손가락으로 아이의 넷째 손가락 첫째 마디 가로금에서 손톱 끝까지의 폐경을 200번 곧게 밀어준다. 이것은 '맑게 하기'의 방법이고, 이어서

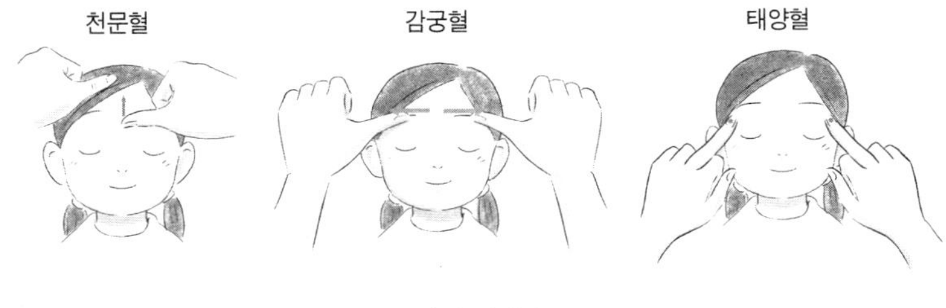



'보호하기'의 방법으로 반대 방향으로도 만져준다.


## 새끼손가락 신경 밀기

왼손으로 아이의 새끼손가락을 잡고 오른손 엄지손가락으로 새끼손가락 끝에서 손목 신문혈까지의 신경을 200번 밀어준다.


## 손바닥 내팔괘 만지기

엄지손가락으로 아이의 왼쪽 손바닥 내팔괘 위를 시계 방향으로 둥글게 누르며 돌린다. 오른손은 반대 방향으로 돌린다.


## 이마 만지기

아이를 눕힌 다음 양손 엄지손가락 바깥쪽 가장자리로 아이의 미간에서 위쪽으로 천문혈을 50번 곧게 밀어준다. 이어 양손 엄지손가락으로 눈썹 사이 미간에서 눈썹을 따라 양쪽으로 가볍게 감궁혈을 50번 밀어준다. 그런 다음 눈초리 바깥쪽 관자놀이 부위의 태양혈에 양손 가운뎃손가락을 대고 귀 쪽으로 가볍게 문

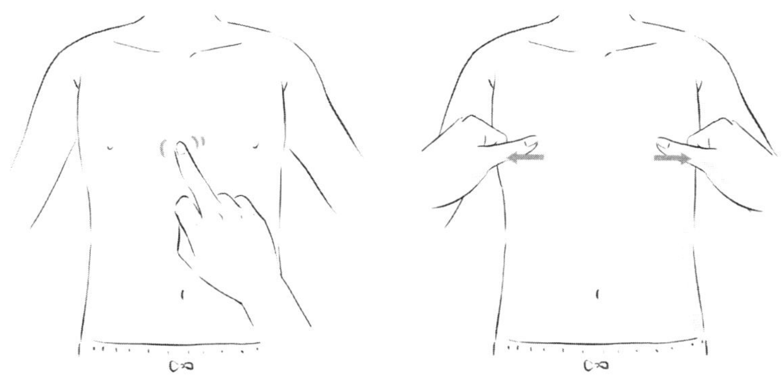

가슴 단중혈 문지르기

지르며 50번 비벼준다.

### 어깨 아래 문지르기

아이를 앉히거나 눕힌 다음 아이의 어깨 관절과 빗장뼈가 만나는 움푹한 곳에 손가락을 모아 대고 가슴 중심으로 빗겨 쓸어주거나 둥글게 문지른다.

### 가슴 단중혈 문지르기

아이를 눕히고 엄지손가락이나 가운뎃손가락으로 가슴 한가운데 단중혈을 50번 문지르고, 양손 엄지손가락으로 젖꼭지 옆까지 양쪽으로 50~100번 갈라 밀어낸다.

## 등뼈 밀기

집게손가락과 가운뎃손가락을 벌려 목 뒤 척추뼈 조금 옆에 대고 아이의 엉덩이 선이 끝나는 곳까지 밀어준다.

## 등허리 폐수혈 문지르기

3번과 4번 가슴등뼈(제3, 4 흉추 가시돌기) 사이 양옆에 있는 폐수혈을 양손 엄지손가락이나 가운뎃손가락으로 100번 누르면서 문지른다. 또는 집게손가락과 가운뎃손가락을 함께 누르면서 문지른다. 특히 기침에 효과가 좋은 혈자리이다.

## 다리 족삼리혈 문지르기

아이를 눕히거나 앉혀놓고 다리를 굽힌 다음 엄지손가락으로 무릎 바깥쪽 아래 족삼리혈을 누르고 시계 반대 방향으로 100번 문지른다.

## 발바닥 반응구역 만지기

목과 코의 반응구역인 양발 엄지발가락의 바깥 옆부분을 주무른다. 또 발가락 안쪽 마디에서 바깥쪽으로 밀어내듯 여러 번 눌러준다.

# 기관지염

기관지염은 기관지 점막에 생기는 염증을 말한다. 주로 면역력이 약하고 기관지와 허파의 기능이 완전하지 않은 아이들이 자주 걸린다. 기관지염에 걸리면 기침과 열이 나고 가래가 생기며, 가슴이 답답하고 아프다.

기관지염은 급성과 만성이 있다. 급성 기관지염은 바이러스나 세균이 원인으로 병의 진행이 빠르고 심하다. 만성 기관지염은 대개 좋지 않은 환경이 원인이 되는데, 계속되는 기침이나 가래 또는 천식 증세를 보이기도 한다. 먼지나 해로운 가스, 주변에 담배 피우는 사람이 있는 환경이 만성 기관지염을 일으킨다. 겨울이나 봄철에 문을 꼭 닫아놓고 환기를 제대로 하지 않아도 만성 기관지염에 걸리기 쉽다. 아기가 있는 집일수록 환기를 자주 해주고, 집 안에서 가스를 쓸 때는 꼭 환풍기를 틀어야 한다. 아이에게 평소 적당한 운동과 함께 심호흡을 자주 하게 해 신선한 공기를 마실 수 있게 하는 것도 중요하다.

기관지염에 걸리면 기침과 가래가 병의 진행에 따라 점점 심해진다. 만성이 되면 기침과 가래를 달고 사는데, 기침은 밤중이나 아침에 특히 심하고, 병세가 많이 나쁘면 누렇고 끈적끈적한 가래

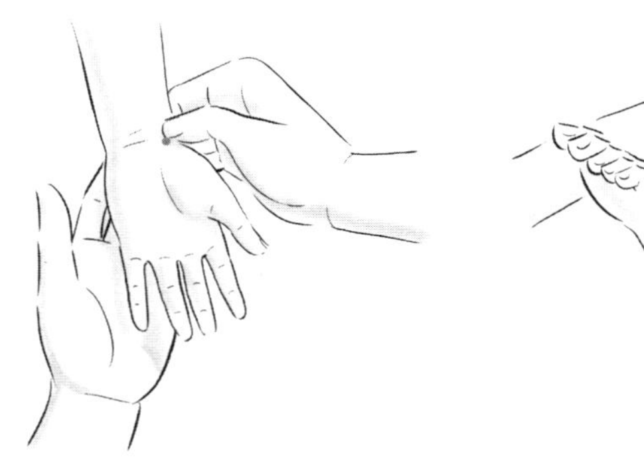

손목 태연혈 누르기          발목 문지르기

가 나오며 열도 오르락내리락한다. 기관지염은 염증이므로 몸이 이기지 못할 정도로 심하다면 약을 써야 하지만, 심하지 않다면 환경과 음식에 주의하면서 '감기에 쓰는 기본적인 주무르기'와 함께 다음과 같은 방법으로 주물러보자.

### 손목 태연혈 누르기

한 손으로 아이의 손을 받치고 다른 손 엄지손가락으로 힘을 주어 손목 안쪽 태연혈을 10~20번 누른다.

### 어깨 아래 문지르기

아이를 앉히거나 눕힌 다음 아이의 어깨 관절과 빗장뼈가 만나는 움푹한 곳에 손가락을 모아 대고 가슴 중심으로 빗겨 쓸어주거나 둥글게 문지른다.

### 가슴 문지르기

아이를 눕히고 머리 쪽에서 양손을 아이의 복장뼈에 댄다. 손바닥을 펴서 아이의 복장뼈를 누르면서 빗장뼈 밑을 따라 바깥쪽으로 문지르며 밀어낸다. 5번 문지르고 아래로 조금 내려가 다시 가슴 전체를 천천히 거듭 문지른다.

### 발목 문지르기

아이의 발목 관절 가로금 한가운데 있는 해계혈을 엄지손가락으로 100번 문지른다.

### 발바닥 반응구역 만지기

폐와 기관지, 부신, 지라의 반응구역을 누르거나 주무른다.

# 기관지천식

기관지천식이란 기관지에 경련이 일어나는 병으로, 늦가을에서 겨울로 넘어가는 환절기에 잘 생긴다. 증상은 숨이 몹시 가쁘고 기침을 심하게 하는데, 원인은 여러 가지이다. 유전적 천식과 기관지천식을 일으키는 바이러스에 감염되었을 때, 천식을 일으키는 원인 물질이 많은 곳에 있을 때, 긴장을 하거나 몸에 맞지 않는 운동을 했을 때 기관지천식에 걸린다.

신경이 매우 예민한 아이는 긴장을 하거나 스트레스를 받았을 때 신경성 천식이 나타나기도 한다. 또 어려서 아토피성 피부염이나 알레르기성 비염을 앓았어도 커서 알레르기성 기관지천식이 나타나는 수가 많다. 다시 말해 외부 자극에 매우 과민한 알레르기성 체질의 아이는 기관지천식에 잘 걸린다. 이때는 일상생활에서 알레르기를 일으키는 원인 물질을 되도록 없애주어야 한다. 일반적으로 알려져 있는 물질로는 꽃가루, 먼지, 집먼지진드기의 사체나 배설물, 동물의 털, 유독성 가스, 담배 연기가 있고, 호흡기를 통해 갑자기 차가운 공기를 마셨을 때도 발작성 천식이 나타난다.

그런데 젖먹이가 감기에 걸렸을 때 가슴에서 쌕쌕 소리가 들려

천식인가 싶을 때가 있다. 이는 천식성 기관지염으로, 아기는 기관지 자체가 매우 좁기 때문에 가슴에서 이 같은 소리가 들리는 것이다. 이때 기관지염이 치료되면 대부분 저절로 낫는다. 그러므로 가슴에서 쌕쌕 소리가 나도 천식은 아니다.

천식에 걸리면 먼저 가슴이 답답하고 숨쉬기가 힘들어지며 기침을 한다. 특히 들이마시는 숨이 짧아지면서 드나드는 숨이 힘들어지고 숨이 차게 된다. 빨리 치료하지 않으면 손발이 차가워지고 얼굴은 잿빛이 되며 이마에 식은땀이 맺힌다. 가슴도 쿵쾅거리며 몹시 불안해한다. 처음에는 기침을 하면서 가래를 뱉으려고 해도 끈적끈적하고 눅눅해 잘 나오지 않는다. 일단 가래가 나오면 점차 진정되어 숨쉬기가 쉬워진다.

아이 때의 천식은 어른이 되어 기관지염이나 만성 폐쇄성 폐질환에 의해 생긴 천식과 다르다. 아이 때 생긴 천식은 보통 아이가 크면서 발생하는 횟수가 점점 줄어들다가 청년이 되면 사라지는 수가 많다. 그러나 일단 천식 발작을 일으키면 세심히 살펴보아야 한다. 거의 질식할 정도까지 가면 아이도 몹시 당황해 급작스럽게 상황이 나빠질 수도 있다. 가장 먼저 해야 할 일은 긴장을 풀어주는 것이다. 등을 쓸어주거나 하여 긴장을 풀어주고 천천히 조금씩 숨을 쉴 수 있게 도와주면 좋아진다. 평소 다음과 같은 방법으로 아이의 몸을 꾸준히 주물러주면 천식 증상도 가벼워지고 몸의 저항력도 높여 단단한 체질을 가질 수 있게 도와준다.

### 넷째 손가락 폐경 밀기

왼손으로 아이의 넷째 손가락을 잡고 오른손 엄지손가락으로 아이의 넷째 손가락 첫째 마디 가로금에서 손톱 끝까지의 폐경을 200번 곧게 밀어준다.

### 새끼손가락 신경 밀기

왼손으로 아이의 새끼손가락을 잡고 오른손 엄지손가락으로 새끼손가락 끝에서 손목 신문혈까지의 신경을 100번 밀어준다.

### 손등 외노궁혈 문지르기

아이의 손바닥을 아래로 향하게 해 받쳐 들고 아이의 손등 한가운데 있는 외노궁혈을 엄지손가락이나 가운뎃손가락으로 시계 반대 방향으로 100번 문지른다.

### 팔뚝 비스듬히 밀기

엄지손가락이나 집게손가락과 가운뎃손가락을 모아 아이의 팔꿈치 안쪽에서 손목 쪽으로 곡지혈을 비스듬히 1분 동안 밀어준다.

### 가슴 천돌혈 문지르기

복장뼈 제일 위 가운데 천돌혈을 엄지손가락이나 가운뎃손가락으로 누르고 시계 방향으로 50번 문지른다.

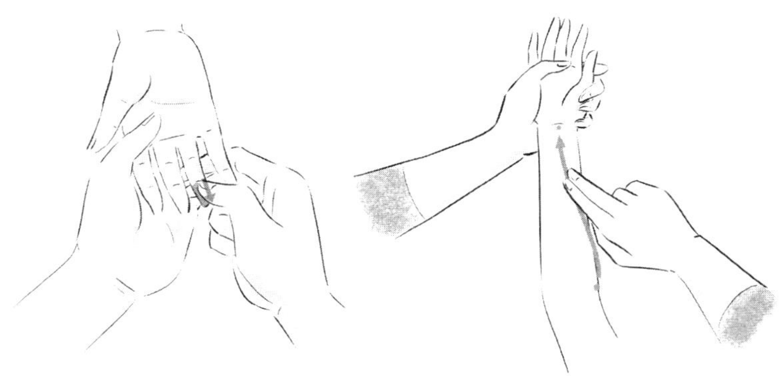

넷째 손가락 폐경 밀기　　　　　　　팔뚝 비스듬히 밀기

## 가슴 단중혈 만지기

아이를 눕힌 다음 양손 엄지손가락을 가슴 한가운데 단중혈에 대고 양쪽으로 50~100번 갈라 밀어준다. 이어 가운뎃손가락으로 단중혈을 누르고 시계 반대 방향으로 50번 문지른다.

## 가슴 옆구리 문지르기

양쪽 손바닥을 아이의 양 옆구리에 대고 겨드랑이 아래에서 배꼽 옆까지 시계 방향으로 50~100번 문지른다.

## 배 단전혈 문지르기

아이를 반듯하게 눕히고 손바닥 아랫부분으로 배꼽 아래 단전혈을 가볍게 누르며 시계 방향으로 50번 문지른다.

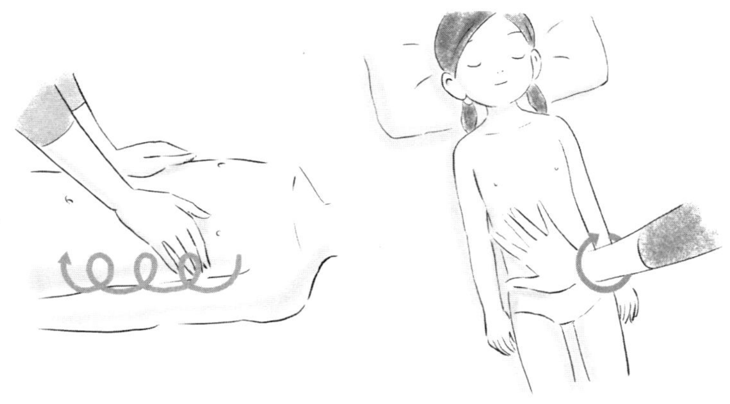

가슴 옆구리 문지르기      배 단전혈 문지르기

### 등허리 만지기

아이를 엎드리거나 앉힌 다음 양손 엄지손가락이나 가운뎃손가락을 아이의 등 가장 위쪽 등뼈 양옆에 대고 누르면서 아래쪽 신수혈 밑까지 차례로 10번 거듭 문지르며 내려간다.

### 등허리 폐수혈 문지르기

3번과 4번 가슴등뼈(제3, 4 흉추 가시돌기) 사이 양옆에 있는 폐수혈에 양손 엄지손가락이나 가운뎃손가락을 대고 시계 반대 방향으로 50번 문지른다.

### 발바닥 용천혈 만지기

한 손으로 아이의 발꿈치를 잡고 다른 손 엄지손가락으로 발바닥 한가운데 조금 위의 용천혈을 50번 누르고, 옆으로 발바닥 바깥쪽까지 50번 밀어준다. 반대 방향으로도 밀어준다.


### 발바닥 반응구역 만지기

폐와 기관지, 부신, 목의 반응구역을 누르고 주무른다. 발등의 가슴 림프 반응구역도 문지른다.

# 비염



늘 콧물이 흐르거나 코가 막혔다 뚫렸다 하면서 아이를 괴롭히는 병이 비염이다. 비염에는 급성과 만성, 알레르기성 비염이 있다. 비염은 코감기에 걸렸을 때 생기므로 코감기를 치료하면 곧 낫는다. 그러나 만성 비염은 오랫동안 코감기가 낫지 않거나, 알레르기가 원인이 되어 생기기도 한다.

만성 비염이 생기는 아이들은 어려서부터 아토피성 피부염으로 고생한 경우가 많고, 눈물샘이 몹시 가려운 알레르기성 결막염을 같이 앓고 있기도 하다. 곧 체질적으로 알레르기성 체질, 과민성 체질인 아이들이 만성 비염으로 고생한다. 그래서 요즘에는 만성 비염이 알레르기성 비염을 뜻하기도 한다. 외부 자극에 약하거나 민감한 아이들은 기관지에는 알레르기성 천식, 코에는 알레르기성 비염(만성 비염), 눈에는 알레르기성 결막염, 피부에는 아토피성 피부염을 함께 앓고 있는 경우가 많다.

만성 비염은 알레르기성 천식과 마찬가지로 집먼지진드기, 꽃가루, 곰팡이, 애완동물의 털, 담배 연기 따위의 유해가스가 주된 원인이며, 체질적으로는 추위에 민감한 아이들이 많이 걸린다. 또한 외부 자극에 민감해 날씨가 갑자기 차가워지거나 냉기가 도는 콘크리트 건물 안에 있거나 에어컨을 틀어놓은 곳에 있거나 하면 갑자기 끈적끈적한 콧물이 코를 꽉 막아 아무리 풀어도 코가 시원하게 뚫리지 않는 증상이 나타난다. 이렇듯 냉기는 만성 비염의 적이다. 또 엄마젖보다 분유를 먹고 자란 아이들에게서 더 많이 나타난다는 연구 결과도 나와 있다.

감기 등에 의해 일시적으로 코감기 증상이 있다가 잘 낫지 않고 오래가거나, 환절기 때마다 나타나면 만성 비염을 의심해봐야 한다. 눈 밑이 거무스레하고 푸른빛을 띠는 것도 만성 비염을 앓고 있는 아이들에게서 볼 수 있는 특징이기도 하다.

만성 비염에 걸리면 코로 제대로 숨을 쉴 수 없으므로 머리가 항상 묵직하고, 앞머리 쪽이 심하게 아프기도 해 책상 앞에 앉아 있기 어렵다. 또 잠도 제대로 자지 못해 몸은 늘 피곤할 수밖에 없다. 따라서 아이는 신경질적이 되고 산만해지며 성장 발육에도 문제가 생긴다. 더구나 코가 막히면 눈물샘에서 코 안쪽으로 흘러내리는 눈물의 흐름도 막혀버리므로 눈물샘 근처가 가려운 알레르기성 결막염이 생기게 된다. 알레르기성 결막염 역시 환절기에 잘 생기며, 자려고 누웠을 때 특히 가려움이 심해진다.

만성 비염이 있을 때 아이 콧방울 옆 영향혈 근처를 손가락으로 누르면 아이가 몹시 아파한다. 심하게 코가 막혀 입을 벌리고 숨을 쉴 때 이곳을 잘 문질러주면 일시적으로 코가 조금 뚫린다. 또 코가 심하게 막혀 괴로워하면 따뜻한 물수건으로 콧방울 주위를 찜질해주면 편하게 숨쉬기도 한다. 답답하다고 억지로 코를 자주 풀면 오히려 코 벽에 충혈이 생기거나 붓게 되어 상황을 악화시킨다.

한의학에서 만성 비염은 '폐와 비장, 신장의 기운이 약해서 생긴다'고 보고 있다. 따라서 폐와 비장, 신장의 기능을 보호하고 북돋아주는 치료법을 쓰며, 몸 주무르기도 폐 등을 보호하는 방법을 중점적으로 쓴다. 이와 함께 몸을 따뜻하게 하는 데 각별히 신경 쓰도록 한다. 햇볕이 좋은 날 땅을 밟으며 한참을 뛰어다니면 묵은 콧물이 빠지면서 코가 시원해진다. 족욕도 좋고, 목련꽃 봉오리를 달여 차로 마셔도 좋다. 또 죽염 녹인 미지근한 물로 콧속을 꾸준히 헹궈주도록 한다. 가을과 겨울에는 집 안에서도 양말을 신고, 되도록 종아리를 차갑게 내놓지 않도록 한다. 특히 환절기에 몸 관리를 잘 해야 고생을 줄일 수 있다. 운동을 꾸준히 해 몸속을 덥히는 것도 중요하다.

이렇듯 만성 비염은 치료가 쉽지 않지만 환경, 음식, 운동, 주무르기에 세심히 주의를 기울이고 오랫동안 정성껏 치료하면 반드시 나을 수 있다.


## 엄지손가락 위경 밀기

엄지손가락으로 아이의 엄지손가락 첫째 마디에서 둘째 마디 아래까지의 위경을 100번 곧게 밀어준다.


## 가운뎃손가락 이선문혈 문지르기

가운뎃손가락 양쪽 손목뼈 사이의 이선문혈을 양손 엄지손가락으로 돌리면서 100번 문지른다.

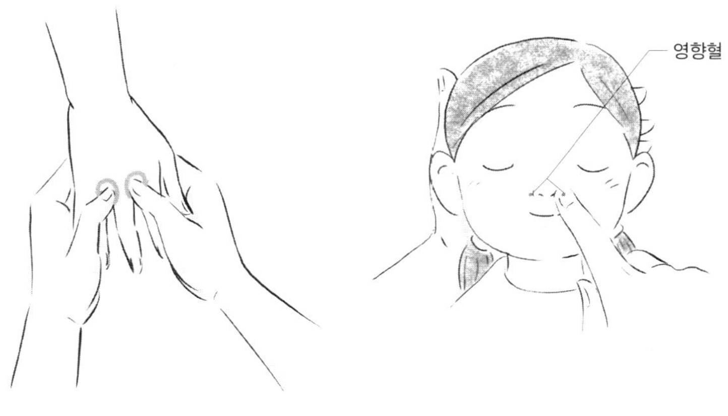



가운뎃손가락 이선문혈 문지르기

얼굴 영향혈 문지르기

### 넷째 손가락 폐경 밀기

엄지손가락으로 아이의 넷째 손가락 첫째 마디 가로금에서 손톱 끝까지의 폐경을 100번 곧게 밀어준다.

### 손 합곡혈 문지르기

한 손으로 아이의 손바닥을 받치고 다른 손 엄지손가락 끝으로 엄지손가락과 집게손가락 사이의 합곡혈을 50번 문지른다. 또는 엄지손가락과 검지손가락으로 합곡혈을 맞잡고 50번 비벼준다.

### 이마 만지기

아이를 눕히고 양손 엄지손가락 바깥쪽 가장자리로 아이의 미

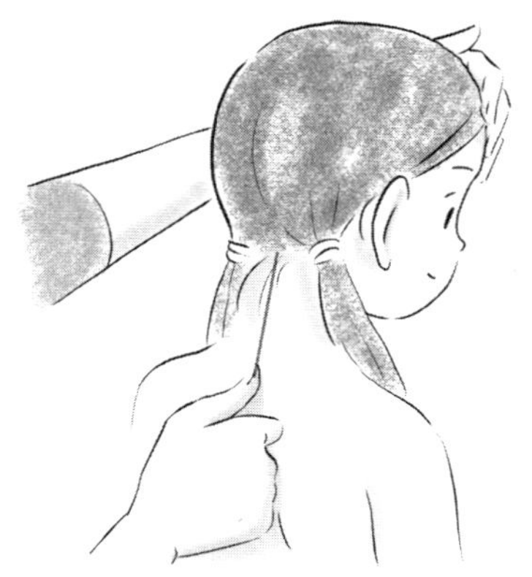

목덜미 천주혈 누르기

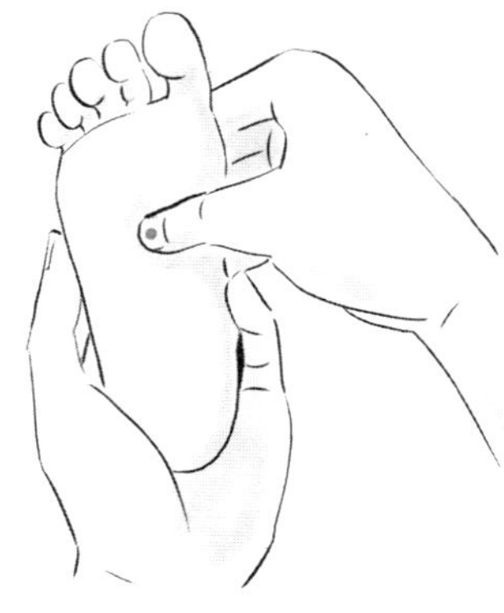

발바닥 용천혈 만지기

간에서 위쪽으로 천문혈을 50번 곧게 밀어준다. 이어 양손 엄지손가락으로 미간에서 눈썹을 따라 가볍게 양쪽으로 감궁혈을 50번 밀어준다. 그런 다음 눈초리 바깥쪽의 태양혈에 양손 엄지손가락이나 가운뎃손가락을 대고 귀 쪽으로 가볍게 50번 문지른다.

### 얼굴 영향혈 문지르기

콧방울 조금 옆의 양쪽 영향혈을 집게손가락이나 가운뎃손가락으로 50번 문지른다. 그런 다음 조금씩 위쪽으로 움직여 눈과 영향혈의 중간쯤 되는 곳(상영향)까지 문질러 올라간다.

### 목덜미 천주혈 누르기

목덜미 한가운데 천주혈을 양손 엄지손가락이나 가운뎃손가락으로 천천히 50번 눌러준다.


### 발바닥 용천혈 만지기

한 손으로 아이의 발꿈치를 잡고 다른 손 엄지손가락으로 발바
닥 한가운데 조금 위의 용천혈을 50번 누른 다음 가로질러 옆으
로 50번 밀어준다.


### 발바닥 반응구역 만지기

목과 코의 반응구역과 함께 폐, 기관지, 지라, 콩팥, 목과 어깨
림프 반응구역을 주무른다. 목과 코에 해당하는 반응구역인 양
쪽 엄지발가락의 바깥 옆부분을 주무를 때는 발가락 안쪽 마디에
서 바깥쪽으로 밀어내듯 여러 번 주무른다.

• 무즙

무를 갈아 즙을 낸 다음 면봉에 적셔 하루 3번 코 안쪽 점막 부위에 바른다.

• 파즙

파의 밑동 흰부분을 갈아서 면봉이나 탈지면에 묻혀 콧속을 적시거나 바른다. 코가 뚫리는 효과는 좋으나 자극이 강하므로 거부감이 심한 아이에게 억지로 권하지는 않는다.

• 죽염 녹인 물이나 목련 꽃봉오리 끓인 물

미지근한 물을 코로 빨아들여 입으로 뱉어내기를 여러 차례 거듭한다.

• 군 마늘

껍질 벗긴 마늘을 적당한 크기로 자른 다음 프라이팬에 기름 없이 굽는다. 이것을 살짝 식혀서 하루 3번 콧속에 1분 정도 넣었다 뺀다.

• 삼백초

삼백초잎을 짓이겨 즙을 낸 다음 잠시 코에 넣어둔다. 달인 물을 마셔도 좋다.

이 밖에 머위나 늙은 호박, 대추를 자주 먹으면 체질 개선에 도움이 된다.

# 소화기병

소화가 잘 안 될 때
밥 먹기 싫어할 때
먹은 것을 토할 때
설사할 때
배가 아프고, 급체했을 때
변비가 생겼을 때
밤에 오줌 쌀 때
탈항이 되었을 때

# 소화가 잘 안 될 때

아이들이 잘 체하는 것은 소화기가 아직 완전히 성장하지 않았을 뿐만 아니라 음식을 절제하지 못하기 때문이기도 하다. 어쩌다 한두 번 배탈이 나는 것은 그때그때 잘 치료해주면 된다. 그러나 잘못된 식습관이 계속되어 아이의 소화기에 오랫동안 부담을 줄 때 문제가 생긴다. 아이는 며칠씩 또는 오랫동안 배앓이를 하다가 결국 소화불량에 걸린다.

소화불량은 소화가 잘 되지 않는 음식을 허겁지겁 먹거나 많이 먹어 생긴다. 소화불량은 속이 거북해지면서 배가 빵빵하게 불러오는데, 음식을 먹고 움직이지 않거나 변비가 있을 때 장에서 가스가 잘 배출되지 않아 배가 부풀어오르기도 한다. 또 비위가 약해 소화불량에 잘 걸리는 아이들도 배가 쉽게 부풀어오른다.

일단 소화불량이 되면 처음에는 음식을 먹기 싫어하고, 억지로 먹이면 잘 체한다. 몸무게는 늘지 않거나 줄며 설사를 잘 한다. 나중에는 몸이 마르고 머리숱도 적어지며, 키도 잘 크지 않고 배에 퍼런 핏줄이 불거지기도 한다. 이는 먹는 것도 부실한데, 그나마 먹은 음식마저 잘 소화시키지 못해서 생기는 문제이다. 오래 묵은 배앓이는 아이의 신경을 예민하게 만들어 정서적으로도 문제가 생긴다.

이럴 때 소화제를 먹이는 것은 그때뿐 근본적인 치료는 되지 못한다. 딱딱하거나 질긴 음식, 날 음식이나 차가운 음식, 조리한 지 오래된 음식, 자극성이 있는 음식, 너무 단 음식, 아이가 유난히 싫어하는 음식은 먹이지 말아야 하며, 기름지지 않은 음식, 소화가 잘 되는 음식을 기분 좋게 천천히 먹을 수 있도록 해야 한다. 이렇게 약한 소화 능력으로도 쉽게 소화시킬 수 있는 음식을 조금씩 먹이면서 비위를 보호하고 소화를 돕는 주무르기를 함께 해주는 것이 가장 좋은 치료법이다.

### 손가락 사횡문 밀기

왼손으로 아이의 손바닥을 잡고 오른손 엄지손가락 지문 면이나 옆면으로 엄지손가락을 뺀 네 손가락 가운데 마디 가로금인 사횡문을 왔다 갔다 하며 100번 밀어준다.

### 손바닥 판문혈 문지르기

한 손으로 아이의 손바닥을 잡고 다른 손 엄지손가락으로 엄지손가락 두덩의 판문혈를 누른 다음 시계 방향으로 100번 문지른다.

### 손바닥 내팔괘 만지기

엄지손가락으로 아이의 왼쪽 손바닥 내팔괘 위를 시계 방향으로 둥글게 누르며 돌린다. 오른손은 반대 방향으로 돌린다.

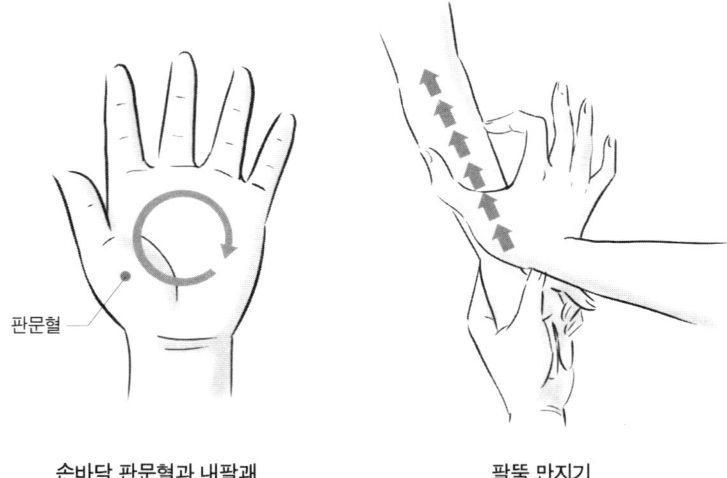



손바닥 판문혈과 내팔괘     팔뚝 만지기

### 팔뚝 삼관혈 밀기

한 손으로 아이의 손바닥을 잡고 다른 손 집게손가락과 가운뎃손가락 또는 엄지손가락으로 아이의 손목에서 팔꿈치까지의 삼관혈을 100번 밀어 올린다.

### 팔뚝 만지기

한 손으로 아이의 손바닥이 위로 향하게 해 손을 잡고, 다른 손 엄지손가락으로 손목의 가로금 안쪽을 누르고 집게손가락으로는 손목 가로금 바깥쪽을 누른 다음 동시에 팔뚝 쪽으로 꼭꼭 조르듯이 눌러주며 올라간다. 곧 한 손가락으로는 팔뚝 안쪽의 삼관혈을, 다른 손가락으로는 팔뚝 바깥쪽의 육부혈을 동시에 눌러주는 것이다. 한쪽 손목에서 시작해 조금씩 위로 이동하면서 누른 다음 다른 쪽 손도 마저 해주는데, 각각 10번씩 한다.

### 가슴 단중혈 문지르기

아이를 눕히고 엄지손가락이나 가운뎃손가락으로 가슴 한가운데 단중혈을 100번 문지르고, 양손 엄지손가락으로 젖꼭지 옆까지 쓸어준다.

### 배 문지르기

아이를 반듯하게 눕힌 다음 엄지손가락을 뺀 나머지 네 손가락을 모아 아이의 배에 대고 배꼽 양쪽의 천추혈 사이를 시계 방향으로 원을 그리면서 가볍게 200번 문지른다. 이어 손바닥 아랫부분으로 아이의 배꼽 위쪽에 있는 중완혈을 가볍게 누르면서 시계 방향으로 50번 문지른다. 그런 다음 양손 엄지손가락 끝으로 각각 아이 배꼽 양옆에 있는 천추혈을 누르고 시계 방향으로 힘을 주어 50번 문지른다.

### 배 음양 밀기

아이를 반듯하게 눕힌 다음 양손을 아이의 배에 대고 손바닥으로 갈비뼈 아래 가장자리를 따라 양쪽으로 밀어 내린다.

### 배 중완혈 문지르기

아이를 눕히고 엄지손가락이나 가운뎃손가락으로 배꼽 위쪽의

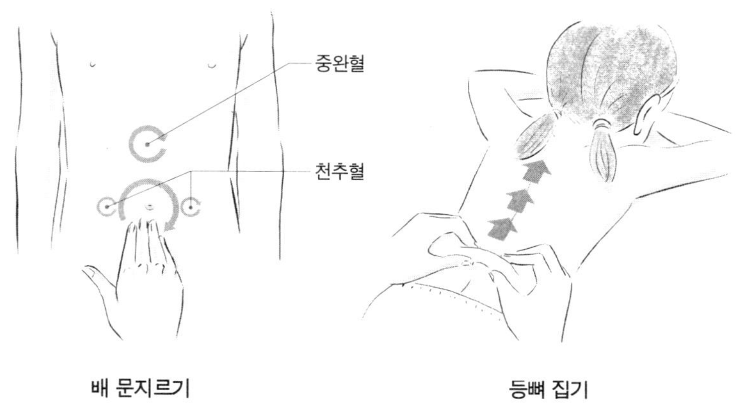



배 문지르기

등뼈 집기

중완혈을 시계 방향으로 100번 돌리면서 문지른다.


## 등뼈 집기

양손을 벌려 아이의 등뼈(척추) 양쪽을 따라 아래에서 위로 살갗을 집어주면서 올라간다. 엉덩이에서 시작해 목 아래까지 3~5분 동안 집어준다.


## 발바닥 반응구역 만지기

지라와 위의 반응구역과 둘째 발가락을 꼼꼼히 주무른다.

# 밥 먹기 싫어할 때

　여섯 살 아래의 어린 아이들 가운데는 유난히 밥 먹는 것을 싫어해 부모 속을 태우기도 한다. 이런 집은 밥 한 숟가락 먹이는 일이 전쟁이다. 아이는 입을 꾹 다물고 도리질을 치기도 하고, 밥을 입에 물고 삼키지 않고 버티기도 한다.

　아이를 관찰해보면 밥 먹기를 싫어하는 것 말고는 별다른 증상이 없다. 또래들이 음식을 맛있게 먹고 있어도 심드렁하지만 놀 때는 잘 어울려 논다. 물론 밥은 먹지 않고 군것질로 배를 채우기도 하지만, 어떤 아이는 밥도 잘 먹지 않고 군것질도 하지 않는다. 이러한 증상을 한의학에서는 '비위 기능이 떨어져 밥맛이 없다'고 진단한다. 물론 소화가 되지 않고 체한 지 오래되어 묵은 체증이 있을 때도 밥맛이 떨어진다. 변비가 심할 때도 밥 먹기를 싫어하고, 큰 병을 앓고 난 뒤에도 밥맛이 없다. 드물게는 정서적인 이유 때문에 밥을 거부하기도 한다. 어떤 일에 충격을 받았거나 폭력을 당했거나 우울하거나 걱정거리가 있을 때는 당연히 밥맛이 없다.

　다음은 밥 먹기를 싫어할 때 두루 쓸 수 있는 주무르기 방법들이다.

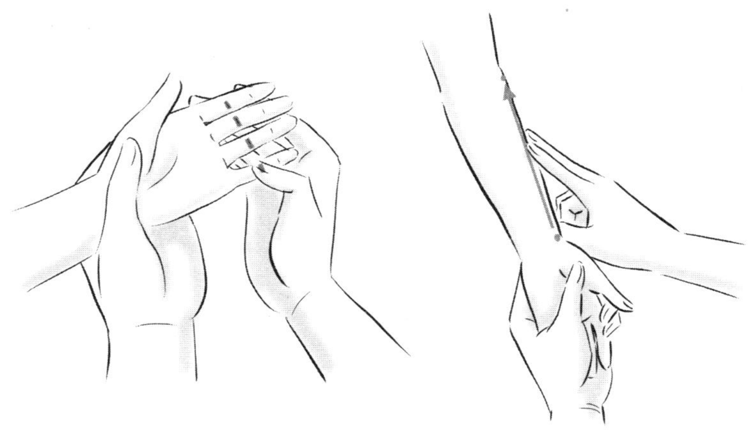

손가락 사횡문 밀기
팔뚝 삼관혈 밀기

### 엄지손가락 비경 밀기

엄지손가락으로 아이의 엄지손가락 지문 면에 있는 비경을 누른 다음 시계 방향으로 돌리면서 200번 밀어준다.

### 손가락 사횡문 밀기

왼손으로 아이의 손바닥을 잡고 오른손 엄지손가락 지문 면이나 옆면으로 엄지손가락을 뺀 네 손가락 가운데 마디 가로금인 사횡문을 왔다 갔다 하며 100번 밀어준다.

### 손바닥 내팔괘 만지기

엄지손가락으로 아이의 왼쪽 손바닥 내팔괘 위를 시계 방향으로 둥글게 누르며 돌린다. 오른손은 반대 방향으로 돌린다.

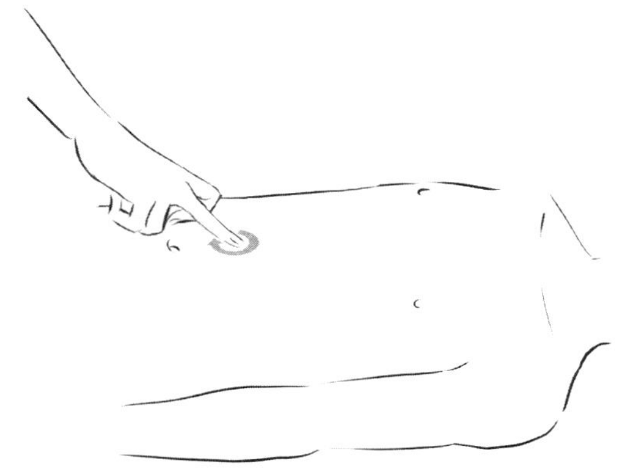

배 중완혈 문지르기

### 팔뚝 삼관혈 밀기

한 손으로 아이의 손바닥을 잡아 움직이지 않게 하고 다른 손 집게손가락과 가운뎃손가락 또는 엄지손가락으로 아이의 손목에서 팔꿈치까지의 삼관혈을 100번 밀어 올린다.

### 배 중완혈 문지르기

아이를 눕힌 다음 엄지손가락이나 가운뎃손가락으로 배꼽 위쪽의 중완혈을 시계 방향으로 100번 돌리면서 문지른다.

### 등뼈 집기

양손을 벌려 아이의 등뼈(척추) 양쪽을 따라 아래에서 위로 살갗을 집어주면서 올라간다. 엉덩이에서 시작해 목 아래까지 3~5

번 집어준다.

### 다리 족삼리혈 문지르기

아이를 눕히거나 앉혀놓고 다리를 굽힌 다음 엄지손가락으로 무릎 바깥쪽 아래 족삼리혈을 누르고 시계 반대 방향으로 100번 문지른다.

### 발바닥 반응구역 만지기

위와 콩팥의 반응구역을 주무르고, 둘째 발가락과 셋째 발가락도 꼼꼼하게 주무른다.

# 먹은 것을 토할 때

아이들은 쉽게 토한다. 먹은 것이 조금이라도 불편하면 금방 토하고, 춥거나 더워도 토한다. 물론 병에 걸리면 더 잘 토한다. 열이 나거나 머리가 아플 때, 공기가 갑갑할 때, 울다가 또는 감기로 기침을 하다가도 토한다. 또 아이들이 잘 걸리는 장염일 때도 토하고 설사를 한다. 변비가 심할 때도 음식을 먹고 바로 토한다. 따라서 토하는 것 자체는 질병이 아니라 어딘가 탈이 났다는 신호이다. 대개는 속이 메스껍다가 토하고 나면 속이 편해질 때가 많다. 이런 경우에는 크게 걱정하지 않아도 된다. 입안을 잘 헹궈주고 손발과 배를 잘 주물러주면 편안해진다.

그런데 가끔 큰 병으로 토할 때가 있다. 아기가 젖이나 분유를 먹다가 분수를 뿜듯이 토한다면 유문협착증을 의심해봐야 한다. 이 병은 위로 들어가는 입구가 좁아지거나 꽉 조여들어 위의 내용물이 잘 지나가지 못하는 상태로, 이때는 급히 병원에 데려가야 한다. 단단한 음식이나 물건이 식도를 막았을 때도 아이들은 자꾸 구역질을 한다. 배가 아픈 것도 아니면서 물도 넘기지 못하고 고통스러워한다면 무엇인가가 식도를 막았을지 모르므로 병원에 빨리 데려가야 한다.

놀다가 머리를 부딪치거나 넘어지고 난 다음 기운 없어 하면서 자꾸 토한다면 뇌를 다쳤을지 모르므로 서둘러 의사에게 보여야 한다. 흔히 맹장염(막창자꼬리염)이라고 하는 급성 충수염에 걸렸을 때도 아랫배가 몹시 아프면서 토한다. 이때도 물론 서둘러 병원에 가야 한다. 큰 병이 아니라 단지 좀 체했거나 일시적이고 단순한 이유로 토하는 것이라면 다음과 같은 방법으로 주무르기를 해주면 구토를 가라앉히는 데 도움이 된다.

### 엄지손가락 비경 밀기

엄지손가락 지문 면의 비경을 엄지손가락이나 집게손가락, 가운뎃손가락으로 200번 밀어준다. 이때 엄지손가락 끝에서 아래쪽으로 밀어 비경을 보호해준다. 또는 엄지손가락 지문 면을 시계 방향으로 100번 문지른다.

### 엄지손가락 위경 밀기

엄지손가락으로 아이의 엄지손가락 첫째 마디에서 둘째 마디 아래까지의 위경을 100번 곧게 밀어준다.

### 집게손가락 대장경 밀기

아이의 손을 세우고 엄지손가락 옆면으로 집게손가락 뿌리에서 집게손가락 끝의 대장경을 100번 곧게 밀어준다.

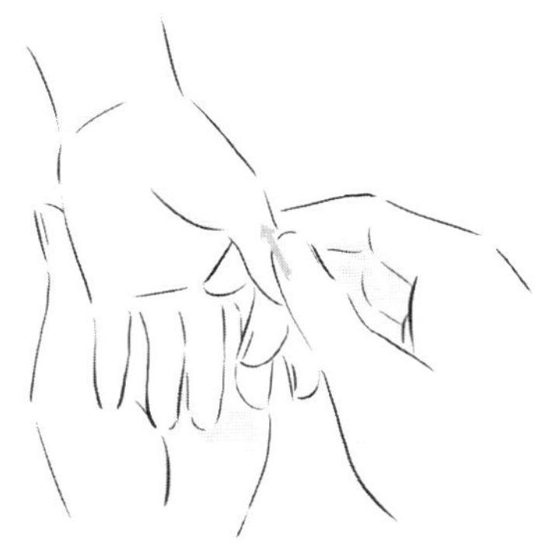

엄지손가락 비경 밀기

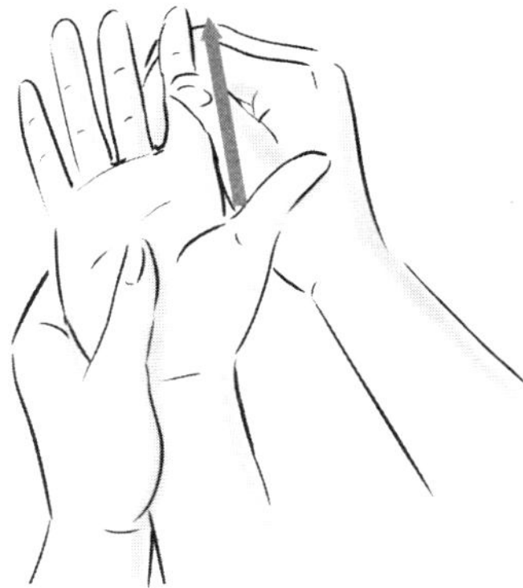

집게손가락 대장경 밀기

### 손바닥 판문혈 문지르기

한 손으로 아이의 손바닥을 잡고 다른 손 엄지손가락으로 엄지
손가락 두덩의 판문혈를 누르고 시계 방향으로 200번 문지른다.

### 손목 대횡문 밀기

양손으로 아이의 양쪽 손목을 잡고 엄지손가락으로 손목의 대
횡문을 가운데에서 양쪽으로 100번 밀어준다.

### 팔뚝 육부혈 밀기

한 손으로 아이의 팔뚝을 단단히 잡은 다음 다른 손 집게손가
락과 가운뎃손가락으로 팔뚝 옆선의 육부혈을 팔꿈치에서 손목
쪽으로 100번 밀어준다.

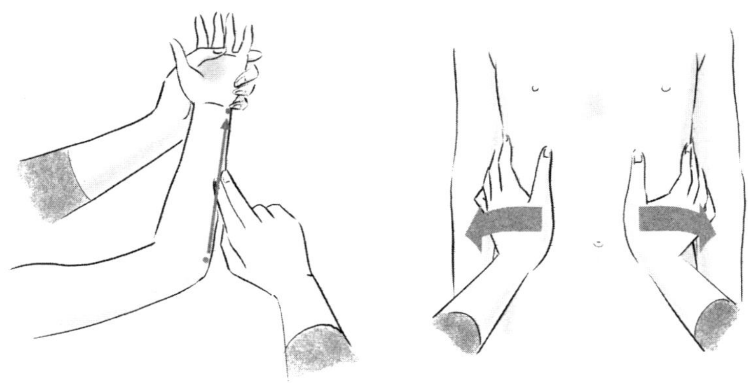

<table>
<tr><td>팔뚝 육부혈 밀기</td><td>배 음양 밀기</td></tr>
</table>

### 배 중완혈 문지르기

아이를 눕힌 다음 엄지손가락이나 가운뎃손가락으로 배꼽 위쪽의 중완혈을 시계 방향으로 200번 돌리면서 문지른다. 또는 손바닥 아랫부분을 대고 문질러도 된다.

### 배 천추혈 문지르기

아이를 눕힌 다음 양손 엄지손가락이나 엄지손가락 두덩으로 배꼽 양옆의 천추혈을 200번 문지른다.

### 배 음양 밀기

아이를 눕힌 다음 양손을 아이의 배에 대고 갈비뼈 아래 가장자리를 따라 배 양쪽으로 밀어낸다.

## 다리 족삼리혈 문지르기

아이를 눕히거나 앉혀놓고 다리를 굽힌 다음 엄지손가락으로
무릎 바깥쪽 아래 족삼리혈을 누르고 시계 반대 방향으로 100번
문지른다.


## 발바닥 용천혈 만지기

한 손으로 아이의 발꿈치를 잡고 다른 손 엄지손가락으로 발바
닥 한가운데 조금 위의 용천혈을 50번 누른 다음 가로질러 옆으
로 50번 밀어준다.

# 설사할 때

아이들은 위장과 대장 기능이 완전하지 않기 때문에 설사를 흔히 한다. 몸 상태가 좋지 않거나 나이에 맞지 않는 이유식을 먹어 소화가 안 될 때, 기름지거나 차고 자극적인 음식을 먹었을 때, 배가 차가워졌을 때 모두 설사를 한다.

물론 설사를 일으키는 질병도 있다. 식중독과 장염이 대표적이다. 식중독과 장염에 걸리면 열이 나고 토하며 설사를 한다. 이때는 아이가 몹시 힘들어하며, 자칫 탈수증에 걸리기 쉽다. 아이의 입이 마르고 혓바닥에 허옇게 설태가 끼며 손발이 차가워지고 기운이 없어 까부라진다면 탈수 증상이다. 바로 체액을 보충해주지 않으면 의식을 잃거나 콩팥 등에 손상이 생길 수도 있다. 물을 한 모금도 넘기지 못한다면 탈수가 되기 전 서둘러 병원에 데려가야 한다.

또 감기 끝에 설사를 하기도 한다. 감기를 앓다 보면 장 기능이 떨어지기도 하는데, 치료 과정에서 항생제를 먹어도 장 기능이 떨어져 설사를 하는 수가 많다. 이때는 감기 치료가 끝나면 서서히 회복된다.

일단 설사를 할 때는 미지근한 물이나 미음을 먹이면서 상태를

지켜보아야 한다. 다른 증상이 함께 나타나거나 열이 오르고 탈
수로 아이가 늘어진다면 병원에 데려가야 하지만, 그것이 아니라
면 집에서 잘 보살펴주면 나을 수 있다. 미음이나 묽은 죽을 먹이
는데, 젖먹이라면 양을 줄이고 간격도 늘린다. 음식의 상태는 대
체로 아이가 누는 똥과 비슷하다고 생각하면 쉽다. 다시 말해서
아주 묽은 설사를 할 때는 미음도 묽게 주고, 똥이 차츰 되직해지
면 죽도 따라서 되직하게 만들어 먹이는 것이다. 차가운 물이나
찬 우유, 주스는 설사가 멈출 때까지 먹이지 않는다.

또 설사를 하면 엉덩이의 항문 주위가 쉽게 헐고 물러 몹시 쓰
리다. 아기가 설사를 하면 그때그때 기저귀를 갈아주고 엉덩이를
미지근한 물로 닦아주어야 한다. 이미 벌겋게 헐기 시작했다면
참기름 같은 기름을 조금 발라주면 통증을 덜 수 있다.

다음은 음식을 잘못 먹어 단순 설사를 할 때 할 수 있는 주무르
기 방법이다.


## 엄지손가락 비경과 위경 밀기

엄지손가락 바깥 옆선인 비경과 엄지손가락 첫째 마디에서 둘
째 마디 아래까지의 위경을 손가락 끝으로 100번 밀어준다.


## 집게손가락 대장경 밀기

아이의 손을 세우고 엄지손가락 옆면으로 집게손가락 뿌리에
서 집게손가락 끝의 대장경을 100번 곧게 밀어준다.

### 손바닥 판문혈 문지르기

한 손으로 아이의 손바닥을 잡고 다른 손 엄지손가락으로 아이의 엄지손가락 두덩의 판문혈를 누른 다음 시계 반대 방향으로 100번 문지른다.

### 손 합곡혈 문지르기

한 손으로 아이의 손바닥을 받치고 다른 손 엄지손가락 끝으로 엄지손가락과 집게손가락 사이의 합곡혈을 50번 문지른다. 또는 엄지손가락과 검지손가락으로 합곡혈을 맞잡고 50번 비벼준다.

### 배 문지르기

아이를 반듯하게 눕힌 다음 엄지손가락이나 가운뎃손가락으로 아이의 배꼽 위쪽에 있는 중완혈을 시계 반대 방향으로 100번 문지른다. 그런 다음 집게손가락이나 가운뎃손가락으로 아이의 배꼽 부위를 시계 방향으로 100번, 시계 반대 방향으로 100번 문지른다. 이어 배꼽 양옆 조금 떨어진 곳의 천추혈을 양손 엄지손가락이나 엄지손가락 두덩으로 100번 문지른다.

### 등허리 칠절골혈 밀기

아이를 엎드리게 한 다음 엄지손가락으로 등 가운데 2번 허리뼈(제2요추 가시돌기)에서 꼬리뼈 사이에 이르는 칠절골혈(배꼽과 맞닿는 등허리 쪽에서 엉덩이 선이 끝나는 곳까지)을 아래에서 위로 100번 밀어준다.

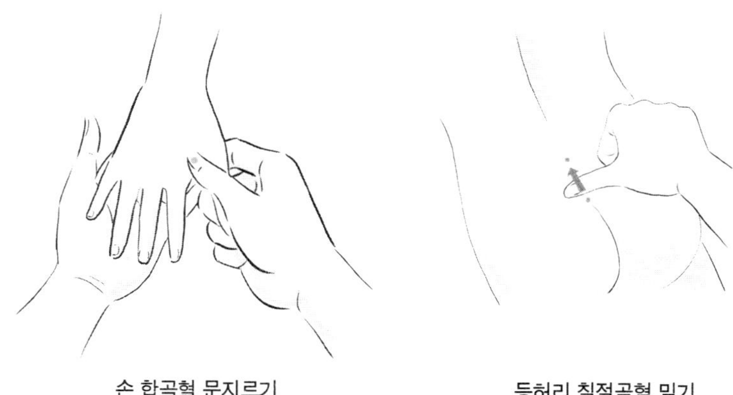

손 합곡혈 문지르기        등허리 칠절골혈 밀기

## 등뼈 집기

양손을 벌려 아이의 등뼈(척추) 양쪽을 따라 아래에서 위로 살갗을 집어주면서 올라간다. 엉덩이에서 시작해 목 아래까지 5~10번 집어준다. 그런 다음 집어준 자리를 양손 엄지손가락으로 5~10번 문지르며 올라간다.

## 엉덩이 장강혈 비비기

아이를 엎드리게 한 다음 엄지손가락이나 가운뎃손가락으로 꼬리뼈 끝의 장강혈을 100번 누르고 비벼준다.

## 다리 만지기

양쪽 손바닥으로 아이의 종아리 장딴지 근육을 뜨거워질 때까지 문지르며 비벼준다. 그런 다음 양손 엄지손가락으로 장딴지

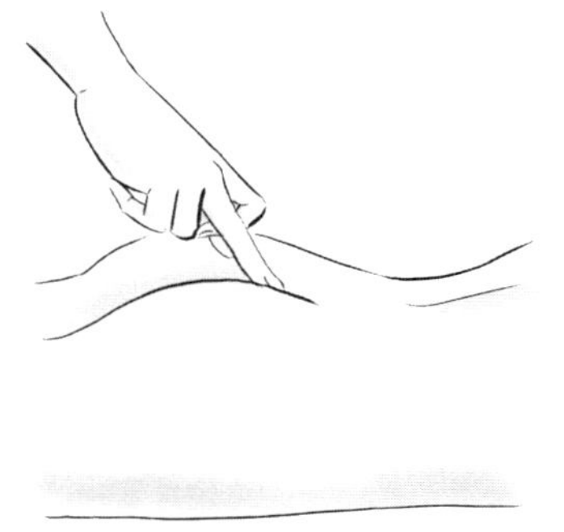

엉덩이 장강혈 비비기

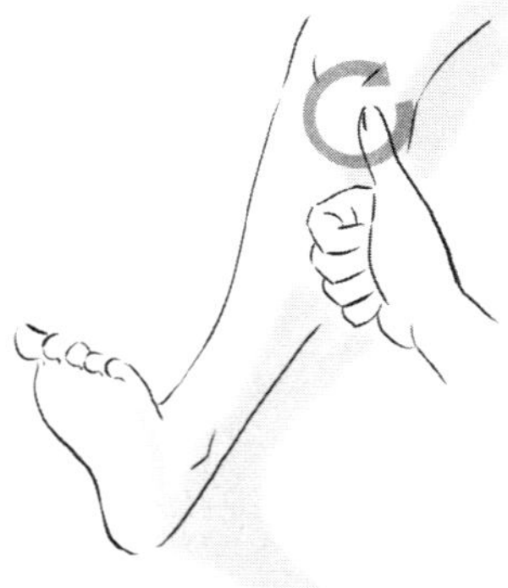

다리 족삼리혈 문지르기

근육 한가운데 있는 승산혈을 100번 문지른다.


### 다리 족삼리혈 문지르기

아이를 눕히거나 앉혀놓고 다리를 굽힌 다음 한 손 또는 양손 엄지손가락으로 무릎 바깥쪽 아래 족삼리혈을 누르고 100번 문지른다.


### 발바닥 반응구역 만지기

위와 십이지장, 큰창자, 작은창자, 간과 지라의 반응구역을 골고루 주무른다. 일반적으로 발바닥 오목한 곳을 안쪽부터 둥글게 문지르면 된다.

# 배가 아프고, 급체했을 때

아이가 갑자기 배가 아프다며 데굴데굴 구르거나 속이 메스껍다며 토하는 일이 있다. 얼굴은 해쓱하고 식은땀도 삐질삐질 흘린다. 이때 배를 살펴보아 배꼽 주변이 아픈 것이라면 음식을 잘못 먹어 배가 아픈 것이다. 급히 먹었거나 너무 많이 먹었을 때, 상한 음식을 먹었을 때 갑자기 체해 배가 아픈 것이다. 특히 찬 음식을 먹었을 때 자주 생기는데, 추울 때 음식을 먹어도 배탈이 잘 난다. 자주 있는 일은 아니지만 뱃속에 기생충이 있을 때도 배가 아프다.

음식 때문인 것 같다고 판단이 되면 배를 따뜻하게 해주면서 잘 주물러주면 쉽게 낫는다. 다만, 상한 음식을 먹었을 때나 생선, 조개류와 같은 해산물을 먹고 갑자기 배가 아프다면 식중독일 수 있으므로 무엇을 먹었는지 잘 살펴보아야 한다. 세제나 약품과 같이 먹어서는 안 되는 것을 먹고 배가 아플 수도 있다. 이때는 바로 병원에 가서 독이 몸에 퍼지는 것을 빨리 막아야 한다. 배꼽 주위가 아니라 배꼽 아래 옆구리 쪽이 아프다면 맹장염일지 모르므로 역시 병원에 가야 한다. 급체로 배가 아프다면 다음과 같은 방법으로 주무르기를 해준다(아기의 배앓이는 앞에서 설명했다).

### 엄지손가락 비경 밀기

엄지손가락으로 아이의 엄지손가락 지문 면에 있는 비경을 누르고 시계 방향으로 돌리면서 100번 밀어준다.

### 집게손가락 대장경 밀기

아이의 손을 세우고 엄지손가락 옆면으로 집게손가락 뿌리에서 집게손가락 끝으로 100번 곧게 밀어준다.

### 손바닥 판문혈 문지르기

한 손으로 아이의 손바닥을 잡고 다른 손 엄지손가락으로 아이의 엄지손가락 두덩의 판문혈를 누르고 시계 반대 방향으로 200번 문지른다.

### 손바닥 내팔괘 만지기

엄지손가락으로 아이의 왼쪽 손바닥 내팔괘 위를 시계 방향으로 둥글게 누르며 돌린다. 오른손은 반대 방향으로 돌린다.

### 손등 외노궁혈 문지르기

아이의 손바닥을 아래로 향하게 해 받쳐들고 아이의 손등 한가운데 있는 외노궁혈을 엄지손가락이나 가운뎃손가락으로 시계 반대 방향으로 100번 문지른다.

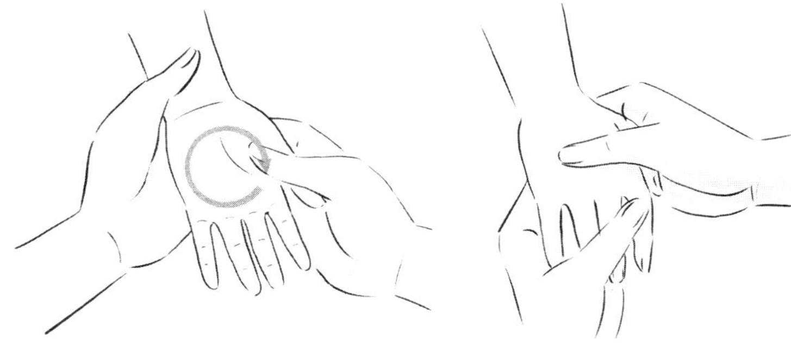

손바닥 내팔괘 만지기 　　　　　　　손등 외노궁혈 문지르기

### 손목 일와풍혈 문지르기

아이의 손바닥을 아래로 향하게 해 받쳐들고 집게손가락이나 가운뎃손가락으로 손등의 손목 주름 한가운데 있는 일와풍혈을 시계 반대 방향으로 100~200번 문지른다.

### 배 중완혈 문지르기

아이를 반듯하게 눕힌 다음 엄지손가락이나 가운뎃손가락으로 배꼽 위쪽의 중완혈을 시계 방향으로 100번 돌리면서 문지른다.

### 배 천추혈 문지르기

아이를 눕힌 다음 양손 엄지손가락이나 엄지손가락 두덩으로 힘을 주어 배꼽 양옆의 천추혈을 100번 문지른다.

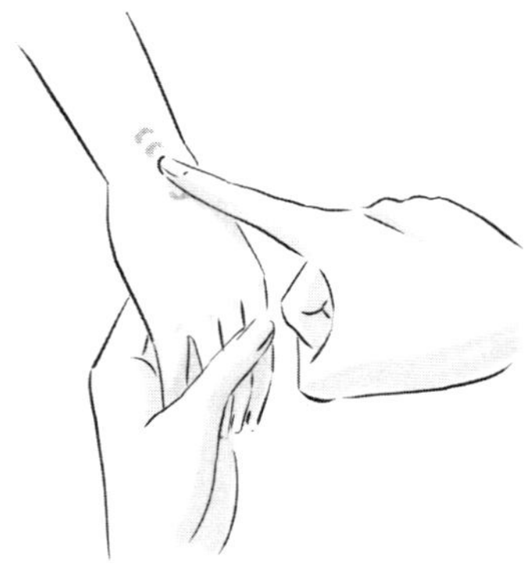

손목 일와풍혈 문지르기

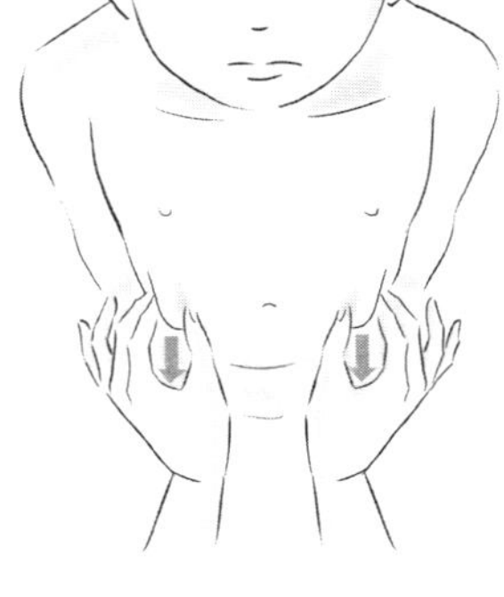

배 두각혈 집어 올리기

## 배 두각혈 집어 올리기

양손 엄지손가락과 집게손가락, 가운뎃손가락으로 아이의 배꼽 양쪽 늑골 밑의 큰 근육을 따라 두각혈을 쥐고 5~10번 힘주어 집어 올린다.

## 배꼽 문지르기

아이를 반듯하게 눕힌 다음 손바닥 아랫부분으로 아이의 배꼽을 시계 방향으로 100번 돌리면서 문지른다.

## 발바닥 반응구역 만지기

위와 지라, 십이지장 반응구역을 주무른다.

변비는 대장 운동이 활발하지 못해 음식물이 대장 속에 너무 오래 머물게 되면 수분 흡수가 필요 이상으로 많이 일어나 똥이 굳게 되어 누기 힘들거나 단단하지는 않더라도 보는 횟수가 일주일에 3번 정도일 때를 말한다. 변비가 되면 배도 많이 아프고 가스도 차서 불쾌감을 느낀다. 또 단단한 똥을 억지로 누려다가 항문이 찢어져 상처가 나면 몹시 아프기 때문에 아이는 더욱 똥을 누려고 하지 않는다. 그 결과 변비는 더욱 심해지고 그럴수록 상황은 더욱 나빠진다.

변비는 똥을 무르게 하는 채소와 과일 따위의 섬유질 식품을 적게 먹거나, 물을 충분히 마시지 않고 고단백질·고지방 음식과 밀가루 음식을 많이 먹는 아이들이 잘 걸린다. 물론 대장 기능에 문제가 있는 아이들도 변비에 걸린다.

변비가 있는 아이는 뒤가 불편하기 때문에 늘 피곤해 보이며 초조해하고 화를 잘 낸다. 또 입맛도 떨어지고 구역질을 하기도 한다. 이렇듯 변비에 걸리면 점점 심해지거나 만성이 되는 수가 많으므로 초기에 치료를 해주어야 한다. 특히 음식에 신경을 써야 하는데, 물을 많이 마시게 하고 채소와 과일, 현미를 많이 먹이

되 인스턴트 식품은 먹이지 말아야 한다. 검정깨, 호두, 잣 같은 견과류와 미역, 다시마 같은 해조류는 특히 좋은 식품이다. 뒤가 아파서 똥을 누려 하지 않는다면 따뜻한 물에 좌욕을 시킨 다음 순한 기름을 발라 항문을 부드럽게 해준다. 이와 함께 대장 운동이 잘 될 수 있도록 운동을 많이 시키는 한편, 다음과 같은 방법으로 잘 주물러준다.

### 엄지손가락 비경 밀기

엄지손가락으로 아이의 엄지손가락 끝에서 둘째 마디까지의 비경을 누르고 시계 방향으로 돌리면서 200번 밀어준다.

### 집게손가락 대장경 밀기

아이의 손을 세우고 엄지손가락 옆면으로 집게손가락 뿌리에서 손가락 끝으로 100번 곧게 밀어준다.

### 손바닥 내팔괘 만지기

엄지손가락으로 아이의 왼쪽 손바닥 내팔괘 위를 시계 방향으로 둥글게 누르며 돌린다. 오른손은 반대 방향으로 돌린다.

### 팔뚝 육부혈 만지기

한 손으로 아이의 팔뚝을 단단히 잡은 다음 다른 손 집게손가락과 가운뎃손가락으로 팔뚝 선의 육부혈을 팔꿈치에서 손목 쪽으로 100번 밀어준다.

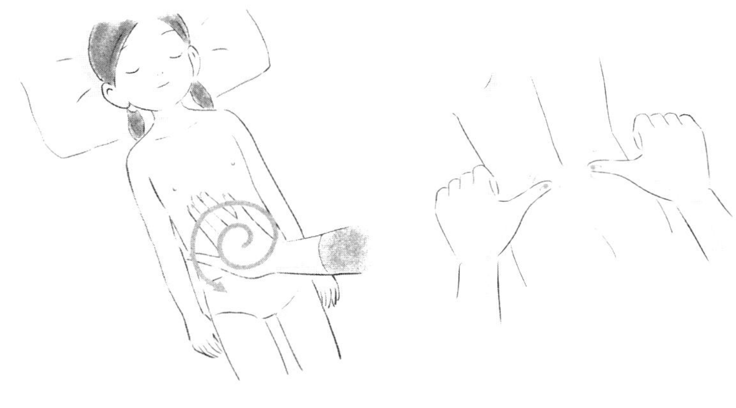

배 문지르기　　　　　등허리 신수혈 문지르기

### 배 문지르기

아이를 반듯하게 눕힌 다음 엄지손가락을 뺀 네 손가락을 모아 아이의 배에 대고 배꼽 양쪽의 천추혈 사이를 시계 방향으로 원을 그리면서 가볍게 200번 문지른다.

### 등허리 신수혈 문지르기

2번과 3번 허리뼈(제2, 3 요추 가시돌기) 양옆의 신수혈을 양손 엄지손가락이나 가운뎃손가락으로 누르고 50번 문지른다.

### 등허리 칠절골혈 밀기

아이를 엎드리게 한 다음 엄지손가락으로 등 가운데 2번 허리뼈(제2요추 가시돌기)에서 꼬리뼈 사이에 이르는 칠절골혈(배꼽과 맞닿는 등허리 쪽에서 엉덩이 선이 끝나는 곳까지)을 아래에서 위로 100번 밀어준다.


### 등뼈(척추) 집기

양손을 벌려 아이의 등뼈(척추) 양쪽을 따라 아래에서 위로 살갗을 꼬집듯 집어주면서 올라간다. 엉덩이에서 시작해 목 아래까지 5~10번 집어준다.


### 다리 족삼리혈 문지르기

아이를 눕히거나 앉혀놓고 다리를 굽힌 다음 엄지손가락으로 무릎 바깥쪽 아래 족삼리혈을 누르고 시계 반대 방향으로 100번 문지른다.


### 발바닥 반응구역 만지기

곧은창자와 오름잘록창자, 가로잘록창자, 내림잘록창자, 항문의 반응구역을 주무른다. 대체로 발바닥 아치 부분을 둥글게 밀어주듯이 문지르면 된다.

# 밤에 오줌 쌀 때



만 세 살에서 다섯 살 사이의 아이가 밤에 자면서 자신도 모르게 이부자리에 오줌을 쌀 때가 있다. 많을 때는 하룻밤에 몇 번씩 싸기도 하고, 며칠에 한 번씩 싸기도 한다. 이것을 유뇨증, 야뇨증이라고 한다.

원인은 여러 가지가 있다. 한의학에서는 '아이가 선천적으로 기력이 좀 약하거나, 긴 병을 앓아서 폐와 비장의 기운이 약해지면 이 같은 증상이 나타난다'고 한다. 기력이 떨어져 방광 기능에 문제가 생긴 것이다. 또한 아이가 심리적으로 불안하거나 충격을 받아 신경이 예민해졌을 때도 이런 증상이 생긴다. 드물게는 선천적으로 비뇨기관이 기형인 경우도 있는데, 이때는 낮에도 오줌을 자주 누는 빈뇨 증상을 보일 때가 많다.

대개는 비뇨기과에 갈 필요 없이 생활습관을 고치거나 먹는 것을 조심하고 잘 주물러주면 차츰 좋아진다. 대부분 다섯 살이 지나면 더 이상 오줌싸개 소리를 듣지 않게 된다.

아이가 야뇨증 증상을 보이면 우선 저녁을 먹은 뒤 잠자리에 들 때까지 되도록 아무것도 먹이지 않도록 한다. 특히 물이나 과일, 탄산음료는 먹이지 말아야 한다. 자기 전에는 반드시 오줌을 누이고 이불을 걷어차거나 발을 내놓고 자지 않게 한다. 처음에는 밤에 한 번쯤 아이를 깨워 오줌을 누이며, 점차 시간대를 늘려 오래 잘 수 있도록 한다. 이와 함께 다음과 같은 방법으로 주무르기를 꾸준히 해 기력을 북돋아준다.

### 엄지손가락 비경 밀기

엄지손가락 바깥쪽 옆선의 비경을 엄지손가락이나 집게손가락, 가운뎃손가락으로 200번 밀어준다. 손가락 끝에서 손가락 아래로 밀어서 비경을 보호해준다. 또는 엄지손가락 지문 면을 시계 방향으로 100번 문지른다.

### 넷째 손가락 폐경 밀기

왼손으로 아이의 넷째 손가락을 잡고 오른손 엄지손가락으로 아이의 넷째 손가락 끝에서 첫째 마디 끝으로 폐경을 곧게 100번 돌리면서 밀어준다. 또는 넷째 손가락 지문 면을 시계 방향으로 100번 문지른다.

### 새끼손가락 신경 밀기

왼손으로 아이의 새끼손가락을 잡고 오른손 엄지손가락으로 새끼손가락 끝에서 손목 쪽으로 신경을 따라 100번 밀어준다.

### 손등 외노궁혈 문지르기

아이의 손바닥을 아래로 향하게 해 받쳐들고 아이의 손등 한가

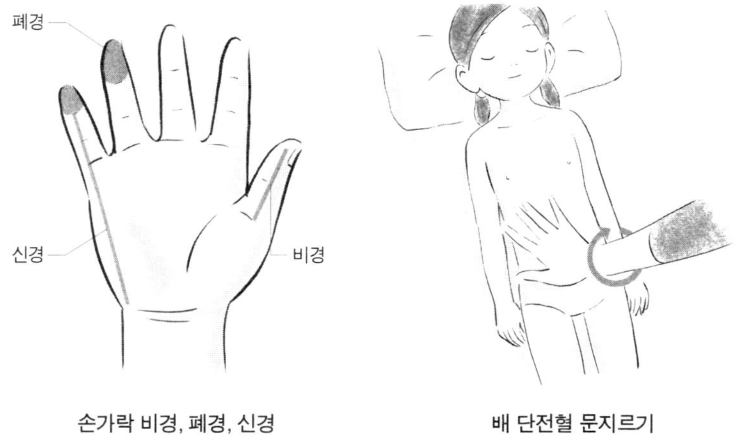



손가락 비경, 폐경, 신경　　　　　　배 단전혈 문지르기

운데 있는 외노궁혈을 엄지손가락이나 가운뎃손가락으로 시계 반대 방향으로 100번 문지른다.

### 머리 백회혈 문지르기

아이를 앉혀놓고 한 손으로 아이의 머리를 흔들리지 않게 잡고 다른 손 엄지손가락으로 정수리의 백회혈을 누르고 시계 방향으로 돌리면서 50번 문지른다.

### 팔뚝 삼관혈 밀기

한 손으로 아이의 손바닥을 잡아 움직이지 않게 하고 다른 손 집게손가락과 가운뎃손가락 또는 엄지손가락으로 아이의 손목에서 팔꿈치까지의 삼관혈을 100번 곧게 밀어 올린다.

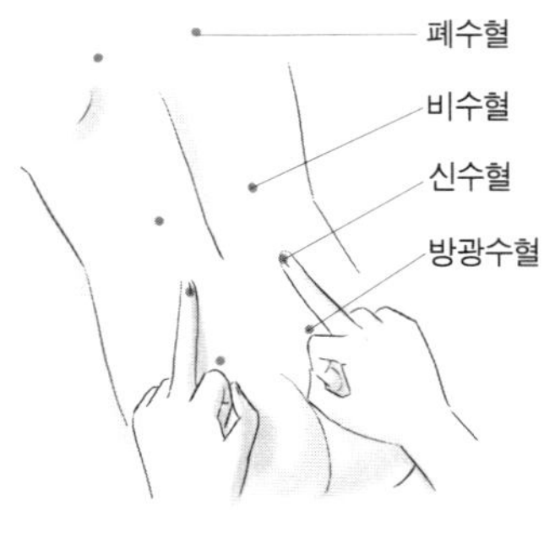


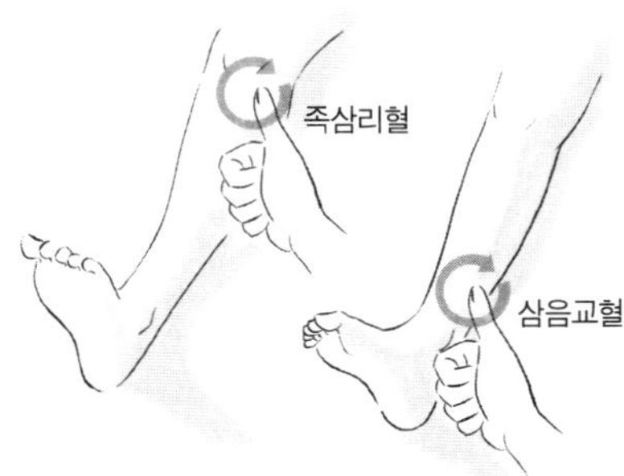


등허리 폐수혈, 비수혈, 신수혈,
방광수혈 문지르기

다리 족삼리혈과 삼음교혈 문지르기

## 배 단전혈 문지르기

아이를 눕히고 손바닥 아랫부분으로 배꼽 아래 단전혈을 가볍게 누르며 시계 방향으로 50번 문지른다.

## 등허리 칠절골혈 밀기

아이를 엎드리게 한 다음 엄지손가락으로 등 가운데 2번 허리뼈(제2요추 가시돌기)에서 꼬리뼈 사이에 이르는 칠절골혈(배꼽과 맞닿는 등허리 쪽에서 엉덩이 선이 끝나는 곳까지)을 아래에서 위로 100번 밀어준다.

## 등허리 폐수혈, 비수혈, 신수혈, 방광수혈 문지르기

3번과 4번 가슴등뼈(제3, 4 흉추 가시돌기) 사이의 양옆 폐수혈과 11번과 12번 가슴등뼈 사이의 양옆 비수혈, 2번과 3번 허리뼈(제2,

3 요추 가시돌기) 사이 양옆 신수혈, 2번 엉치뼈 양옆 방광수혈을 양
손 엄지손가락이나 가운뎃손가락으로 각각 50번씩 누르면서 문
지른다.

### 다리 족삼리혈과 삼음교혈 문지르기

아이를 눕히거나 앉혀놓고 양손 엄지손가락으로 힘을 조금 주
어 무릎 바깥쪽 아래 족삼리혈과 발 안쪽 복사뼈 위쪽의 삼음교
혈을 시계 방향으로 100번 문지른다.

### 발바닥 반응구역 만지기

콩팥과 방광, 요관의 반응구역을 누르면서 문지른다. 또 방광경
이 이어져 있는 새끼발가락을 꼼꼼히 주무르고, 새끼발가락 발톱
밑부분 바깥쪽 옆에 있는 지음혈도 손톱 끝으로 꼭꼭 누른다.

# 탈항이 되었을 때



　탈항이란 직장탈출증을 말하는데, 항문과 연결되어 있는 대장 부위인 곧창자(직장)의 점막이나 벽이 항문으로 빠지는 증상을 말한다. 이는 힘을 너무 주어 똥을 누거나 배에 압력을 심하게 주었을 때 빠져나온 부위가 원래대로 돌아가지 않은 상태이다. 대체로 노인에게서 많이 볼 수 있지만 아이에게 생기기도 한다. 증상이 심하지 않을 때는 저절로 회복되지만, 심할 때는 회복이 되지 않아 손으로 밀어 넣어줘야 할 때도 있다.

　탈항이 되면 튀어나온 부위가 쓰리고 아프며, 때로는 가렵기까지 하다. 탈항은 똥 누는 습관이 좋지 않아 생기는 경우가 많다. 변비가 있거나, 똥 누는 시간이 너무 길고, 힘을 지나치게 주면 탈항이 된다. 무, 자두, 데친 채소 같은 섬유질이 풍부한 음식을 먹이는 한편, 따뜻한 물에 엉덩이를 담가 좌욕을 자주 해주면 치료에 도움이 된다. 탈항이 한 번 되면 자꾸 되풀이되어 매우 불편하므로 주무르기를 통해 치료를 해주도록 한다. 다음은 탈항에 특히 좋은 주무르기 방법이다.

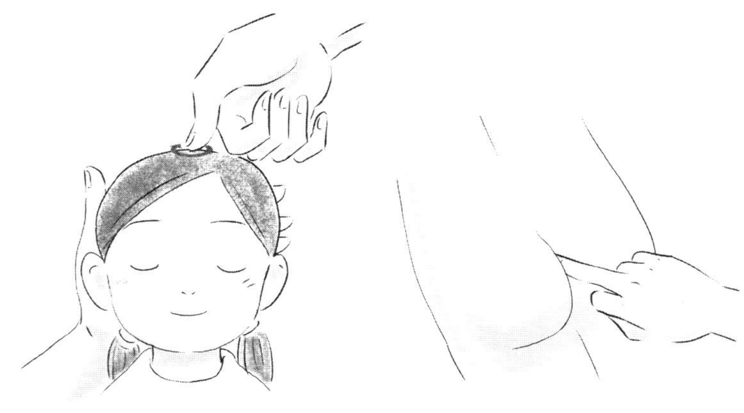

머리 백회혈 문지르기

엉덩이 장강혈 문지르기

## 머리 백회혈 문지르기

아이를 앉혀놓고 한 손으로 아이의 머리를 흔들리지 않게 잡고 다른 손 엄지손가락이나 손바닥 가운데로 정수리의 백회혈을 누르고 시계 방향으로 돌리면서 50~100번 부드럽게 문지른다.

## 엉덩이 장강혈 문지르기

아이를 엎드리게 하고 엄지손가락이나 가운뎃손가락으로 꼬리뼈 끝의 장강혈을 눌렀다 떼었다 하면서 가볍게 100번 문지른다.

## 발바닥 반응구역 만지기

항문과 오름잘록창자, 가로잘록창자, 내림잘록창자, 곧창자, 지라, 위, 콩팥의 반응구역을 꼭꼭 주무른다.

# 얼굴과 머리

머리가 아플 때
편도염으로 목이 아플 때
근시, 거짓근시, 약시
사시로 눈이 불편할 때
중이염으로 귀가 아플 때
이가 아플 때
아구창으로 입이 헐었을 때
코피가 날 때
침을 흘릴 때

# 머리가 아플 때



아이가 머리가 아프다고 할 때는 대개 감기에 걸렸거나 소화가 잘 안 되거나 열이 나는 때이다. 이런 이유가 아니라면 정신적 스트레스가 있는 경우이다. 누구랑 싸웠는지, 걱정거리가 있는지, 어른에게 혼이 났는지 살펴보아야 한다. 또 열이 심하게 나거나 심하게 구토를 하거나 목이 뻣뻣해지는 증상들이 겹친다면 반드시 병원에 데려가 큰 병이 아닌지 살펴보아야 한다.

몸이 불편해 머리가 아픈 것이라면 당연히 병이 나으면 머리가 아픈 것도 저절로 낫는다. 무엇인가 마음에 억눌린 근심거리가 있는 것이라면 그 문제가 해결되어야 아픈 것이 낫는다. 그러나 당장 깨지듯 아픈 머리를 그냥 놔둘 수는 없다. 약을 먹이지 않고도 머리가 아픈 증상을 쉽게 덜 수 있는 방법이 있다. 다음과 같은 방법으로 손과 발, 머리를 잘 주물러주면 효과를 볼 수 있다.

## 손목 일와풍혈 문지르기

아이의 손바닥을 아래로 향하게 해 받쳐들고 집게손가락이나 가운뎃손가락으로 손등의 손목 한가운데 있는 일와풍혈을 시계 반대 방향으로 100~200번 문지른다.

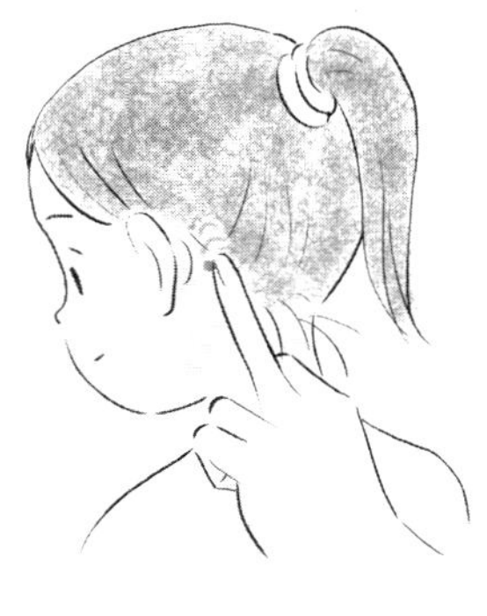

귀뒤높은뼈 문지르기

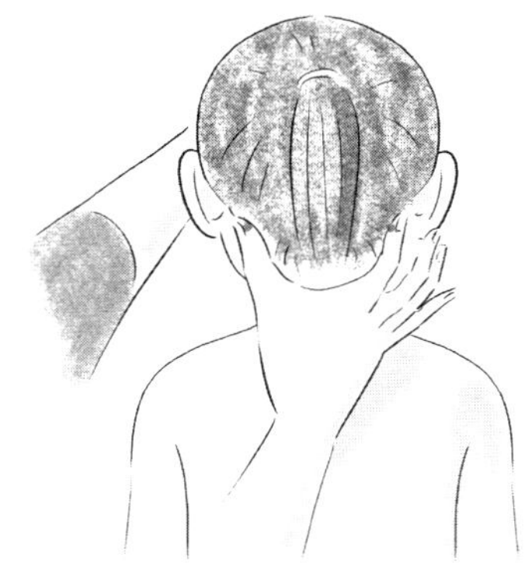

목덜미 풍지혈 만지기

## 이마 만지기

아이를 눕히거나 앉히고 양손 엄지손가락 바깥쪽 가장자리로 아이의 미간에서 위쪽으로 천문혈을 50번 곧게 밀어준다. 이어 양손 엄지손가락으로 눈썹을 따라 가볍게 양쪽으로 감궁혈을 50번 밀어준다. 그런 다음 눈과 귀 사이에 있는 태양혈에 양손 가운뎃손가락을 대고 귀 쪽으로 가볍게 문지르며 50번 비벼준다.

## 귀뒤높은뼈 문지르기

귀 뒤에 불룩 올라온 곳 옆의 귀뒤높은뼈(이후고골혈)를 엄지손가락이나 가운뎃손가락으로 100번 문지른다.

## 목덜미 풍지혈 만지기

목 뒤 머리카락이 나기 시작한 곳 양쪽 오목한 곳의 풍지혈을 양

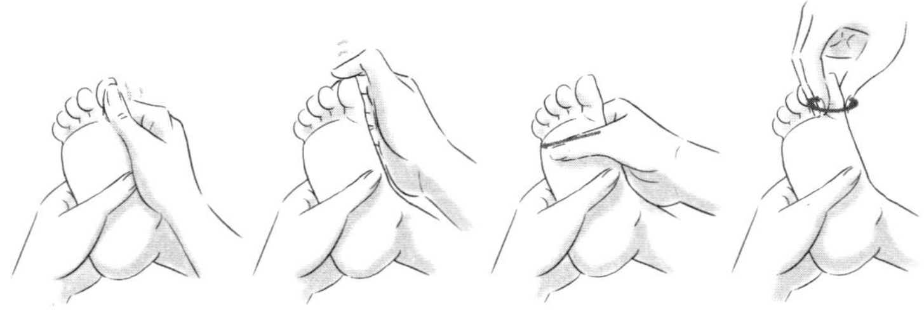

발 만지기

손 엄지손가락으로 50번 누르거나, 누르고 비벼준다. 또는 한 손으로 아이의 머리를 움직이지 않게 잡고, 다른 손 엄지손가락과 집게손가락이나 가운뎃손가락으로 풍지혈을 50번 조르듯 누른다.

## 목 문지르기

복장뼈와 빗장뼈 안쪽 끝에서 귀 뒤쪽으로 비스듬히 뻗어 있는 크고 긴 목 근육인 흉쇄유돌근(목빗근)을 집게손가락부터 새끼손가락까지 네 손가락을 나란히 펴서 위에서 아래로 3~4번 쓰다듬듯이 문지른다.

## 어깨 주무르기

양손으로 아이의 어깨 근육을 주무르는데, 엄지손가락에 적당히 힘을 주어 목덜미에서 어깨까지 골고루 주무른다. 그런 다음 어깨 근육 한가운데의 견정혈을 양손 엄지손가락과 집게손가락이나 가운뎃손가락으로 3~4번 세게 쥐었다 놓았다 하거나 힘을 주어 문지른다.

## 발 만지기

머리와 목의 반사구역인 엄지발가락을 주무른다. 한 손으로 아이의 발을 잡아 움직이지 않게 하고 다른 손 엄지손가락으로 엄지발가락 바닥 면을 누른 다음 엄지발가락 끝 부분을 3~5초 동안 세게 누른다. 그런 다음 오른손 엄지손가락으로 엄지발가락 아랫부분을 바깥쪽으로 밀어내듯이 누르고, 왼손으로 바꿔 반대 방향으로도 밀어내듯이 누른다. 이어 엄지발가락을 잡고 시계 방향으로 3~5번 돌리고, 반대 방향으로도 돌려준다.

# 편도염으로 목이 아플 때

아이가 목이 아프다고 할 때 목구멍을 들여다보면 벌겋게 부어 있는 것을 볼 수 있다. 때로는 허연 곱까지 끼어 있을 때가 있다. 이럴 때 아이는 목구멍이 심하게 따갑고 아파서 물이나 침조차 잘 넘기지 못한다. 열도 급하게 오르면서 심한 몸살을 앓게 되는데, 이는 편도가 부어서 그런 것이다. 원인은 감기 바이러스가 몸속에 들어와 목구멍 편도에 달라붙어 염증을 일으키는 때가 많다. 편도염은 몸의 면역력이 떨어지는 봄과 가을 환절기에 많이 걸리지만, 힘든 일을 하거나 여행으로 몸이 많이 피곤할 때도 몸속 열이 발산되지 못하고 치받아 올라 목구멍에 염증을 일으키기도 한다. 이를 두고 한의학에서는 '허열虛熱이 올랐다'고 한다.

체질적으로도 편도가 잘 붓는 아이가 있다. 몸속에 열이 많거나 온도 변화에 잘 적응하지 못하는 허약한 체질, 코가 잘 막혀 자주 입을 벌리고 숨을 쉬는 아이들이 편도염에 잘 걸린다. 이런 아이들은 감기에 걸리기만 하면 목구멍부터 붓기 시작하고, 1년에도 몇 번씩 편도가 부어 고생한다. 어떤 아이들은 편도가 자꾸 커져서 아데노이드 비대증이 생기기도 하는데, 이렇게 되면 코로 숨 쉬는 데 문제가 생겨 밤에 잘 때 입을 벌리고 자거나 코를 심하게 골기도 한다. 따라서 수면장애가 오거나 주의력이 산만해지고, 기억력이 떨어지거나 난청까지 나타나기도 한다. 이때는 전문 병원에서 치료를 받아야 하는데, 때에 따라서는 아데노이드 절제술을 받기도 한다.

편도염에 자주 걸리면 기본 체질을 튼튼히 보호하는 한편, 편도염에 걸리지 않도록 몸의 온도 조절이나 감기 예방에 신경을 써야 한다. 평소 죽염을 탄 미지근한 물로 목구멍을 헹구는 버릇을 들이면 더욱 좋다.

일단 편도염에 걸리면 푹 쉬게 하면서 아이의 몸이 병을 이길 수 있도록 도와준다. 삼키기 어렵다고 물을 충분히 마시지 않으면 열을 내리기도 어렵고 탈수가 될 수 있으므로 자극이 없는 시원한 물이나 미지근한 미음을 조금씩 넘기게 한다. 물론 몸을 잘 주물러주면 회복을 앞당길 수 있다.

## 엄지손가락 소상혈 누르기

엄지손가락 손톱 밑 바깥쪽 모서리의 소상혈을 엄지손가락 손톱 끝이나 뾰족한 물건으로 침을 놓듯이 여러 번 꼭꼭 누른다.

## 넷째 손가락 폐경 밀기

왼손으로 아이의 넷째 손가락을 잡고 오른손 엄지손가락으로 아이의 넷째 손가락 첫째 마디 가로금에서 손톱 끝까지의 폐경을 100번 곧게 밀어준다.

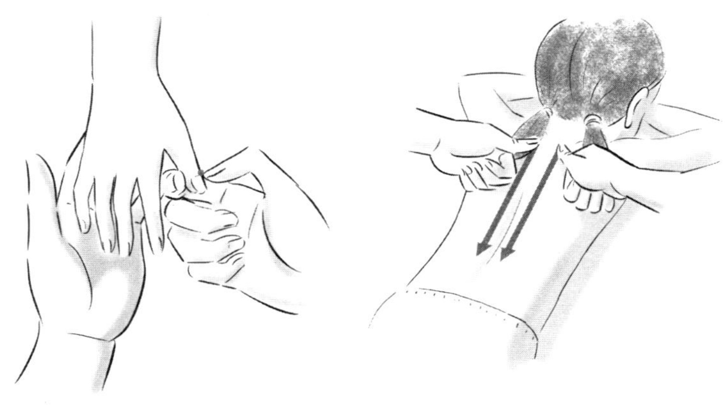



### 손바닥 판문혈 문지르기

한 손으로 아이의 손바닥을 잡고 다른 손 엄지손가락으로 엄지손가락 두덩 한가운데의 판문혈를 100번 문지른다.

### 팔뚝 천하수혈 밀기

한 손으로 아이의 손바닥을 잡아 움직이지 않게 하고 다른 손 집게손가락과 가운뎃손가락 또는 엄지손가락으로 아이의 손목에서 팔꿈치까지의 천하수혈을 100번 밀어준다.

### 등허리 문지르기

아이를 엎드리거나 앉힌 다음 양손 엄지손가락이나 가운뎃손가락을 아이의 등 가장 위쪽 등뼈 양옆에 대고 누르면서 아래쪽 신수혈 밑까지 1분 동안 문지르며 내려간다.


### 등허리 칠절골혈 밀기

아이를 엎드리게 한 다음 엄지손가락으로 등 가운데 2번 허리뼈(제2요추 가시돌기)에서 꼬리뼈 사이에 이르는 칠절골혈(배꼽과 맞닿는 등허리 쪽에서 엉덩이 선이 끝나는 곳까지)을 아래에서 위로 100번 밀어준다.


### 발바닥 용천혈 만지기

한 손으로 아이의 발꿈치를 잡고 다른 손 엄지손가락으로 발바닥 한가운데 조금 위의 용천혈을 누르고 발가락 방향으로 100번 밀어준다.


### 발바닥 반응구역 만지기

목과 성대, 기관지, 가슴, 편도샘, 목과 어깨 림프의 반응구역을 주무른다.

# 근시, 거짓근시, 약시

가까운 곳은 잘 보이는데 먼 곳은 잘 보이지 않는 것이 근시이다. 워낙은 청소년기에 들면서 차츰 근시가 되는 일이 많았는데, 요즘에는 아주 어린 아이에게서도 생긴다. 컴퓨터 모니터나 텔레비전 화면을 오랫동안 가까이에서 보는 생활습관 때문에 거짓근시가 되었다가 그대로 근시가 되는 수가 많기 때문이다. 약시는 도수가 높은 안경을 써도 일정한 정도의 시력이 나오지 않는 것을 말한다. 선천적으로 약시인 경우도 있고, 근시였다가 약시가 되기도 한다.

유전적인 영향으로 눈이 나빠지는 것을 모두 막을 수는 없지만, 그래도 어렸을 때부터 눈 관리를 잘 해주면 눈이 나빠지는 것을 막거나 늦추고 또 정도를 낮출 수 있다. 먼저 생활습관을 고쳐야 한다. 집 안은 적당히 환해야 하고, 책상 위에도 알맞은 조명을 설치한다. 책을 읽거나 컴퓨터 모니터를 들여다볼 때도 자주 자리에서 일어나 창문 너머 먼 곳을 바라보며 눈 운동을 하도록 한다. 눈이 피로해졌으면 바로 두 눈을 감고 잠시 쉬거나 손가락으로 눈 주변의 뼈를 따라 둥글게 지그시 눌러준다. 눈알을 이리저리 굴리는 눈 체조도 빠뜨리지 않고 해준다.

어렸을 때는 노력에 따라 좋은 눈을 가질 수 있다. 부모는 물론 아이 스스로도 눈 건강을 지킬 수 있도록 관리해주어야 한다. 다음과 같은 방법으로 날마다 2~3번씩 꾸준히 눈을 만져주면 좋은 효과를 얻을 수 있다.

### 머리 문지르기

손가락을 약간 구부려 손가락 끝으로 머리 전체를 가볍게 50번 문지른다.

### 이마 만지기

아이를 반듯하게 눕히고 양손 엄지손가락 바깥쪽 가장자리로 아이의 미간에서 위쪽으로 천문혈을 50번 곧게 밀어준다. 이어 양손 엄지손가락으로 미간에서 눈썹을 따라 가볍게 양쪽으로 감궁혈을 100번 밀어준다. 그런 다음 관자놀이 부위의 태양혈에 양손 가운뎃손가락을 대고 귀 쪽으로 가볍게 문지르며 50번 비벼준다. 이때 동작은 천천히 부드럽게 하는데, 손을 따뜻하게 한 다음 문지르도록 한다.

### 눈 언저리 문지르기

아이의 눈을 감게 하고 양손 엄지손가락으로 눈알 주변을 둘러싸고 있는 뼈를 따라 가볍게 누르며 문지른다. 먼저 눈 앞 콧부리 쪽에서 눈꼬리 쪽 위로 둥글게 옮겨가며 문지르고, 이어 눈가 아래쪽을 문지른다. 한 곳을 3번 누르거나 문지르고 옆으로 조금씩 움

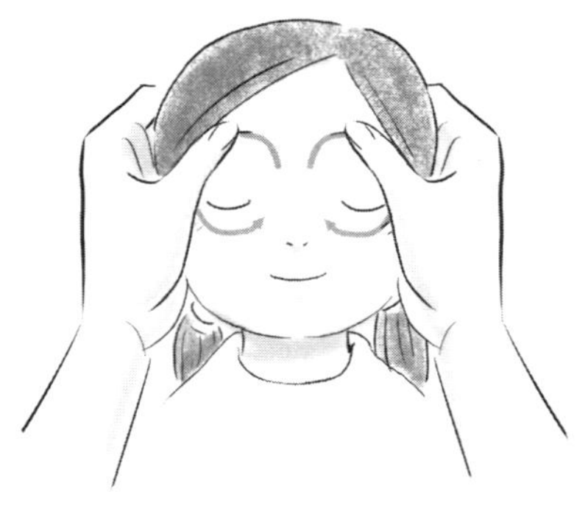
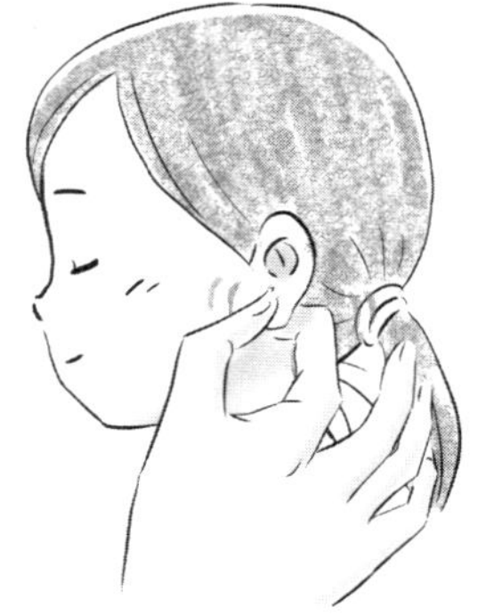

눈 언저리 문지르기        귀 문지르기

직이면서 눈가 전체를 문지른다.

## 목덜미 풍지혈 만지기
목덜미 한가운데 양쪽의 풍지혈을 양손 엄지손가락으로 50번 누르거나, 누르고 비벼준다.

## 귀 문지르기
양손 엄지손가락과 집게손가락으로 아이의 양쪽 귀를 조금 열이 나고 벌겋게 될 때까지 문지른다.

## 발바닥 반응구역 만지기
머리의 반응구역인 엄지발가락 전체와 눈의 반응구역인 둘째 발가락과 셋째 발가락 마디와 뿌리를 주무른다.

# 사시로 눈이 불편할 때

사시란 두 눈동자가 동시에 한 곳을 바로 보지 못하는 것을 말한다. 정면을 멀리 바라보았을 때 양쪽 눈의 시선이 평행이 되지 않는 상태로, 눈동자가 치우친 방향에 따라 내사시, 외사시, 상사시, 하사시로 나눈다. 눈알 자체에 문제가 있는 것이 아니라 눈동자를 붙잡고 움직이는 근육인 동안근에 이상이 생겨서 나타난다.

사시가 되면 시력도 나빠지고 눈도 쉽게 피로해진다. 아이들은 금방 표가 나기 때문에 정서적으로 위축될 수 있다. 병원 치료와 함께 다음과 같은 방법으로 주무르기를 꾸준히 해주면 효과가 있다.

## 집게손가락 간경 밀기

왼손으로 아이의 집게손가락을 잡고 오른손 엄지손가락으로 아이의 집게손가락 첫째 마디 가로금에서 손가락 쪽으로 간경을 100번 곧게 밀어준다.

## 새끼손가락 신경 밀기

왼손으로 아이의 새끼손가락을 잡고 오른손 엄지손가락으로 새끼손가락 끝에서 손목 신문혈(음지혈)까지의 신경을 100번 밀어준다.

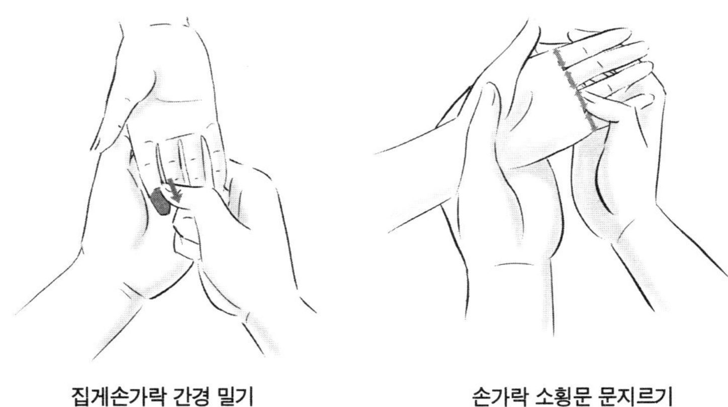

집게손가락 간경 밀기          손가락 소횡문 문지르기

## 손 합곡혈 문지르기

한 손으로 아이의 손바닥을 받치고 다른 손 엄지손가락 끝으로 엄지손가락과 집게손가락 사이의 합곡혈을 50번 문지른다. 또는 엄지손가락과 검지손가락으로 합곡혈을 맞잡고 50번 비벼준다.

## 손가락 소횡문 문지르기

엄지손가락을 뺀 네 손가락의 세째 마디 가로금인 소횡문을 차례로 문지르는데, 먼저 엄지손가락으로 아이의 집게손가락 가로금을 3~4번 꼭꼭 누른 다음 50번 문지른다. 이어 가운뎃손가락과 넷째 손가락을 차례로 문지른다.

## 이마 만지기

아이를 반듯하게 눕히고 양손 엄지손가락 바깥쪽 가장자리로

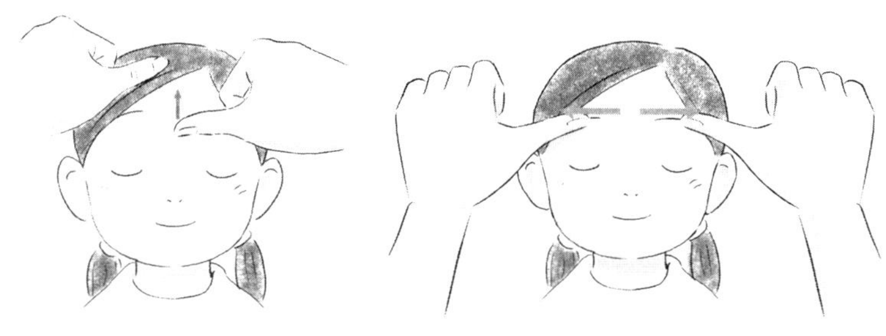

이마 만지기

아이의 미간에서 머리카락 경계 면을 잇는 천문혈을 50번 곧게 올려 밀어준다. 그런 다음 양손 엄지손가락으로 눈썹을 따라 양쪽으로 가볍게 감궁혈을 100번 밀어준다.

## 눈 언저리 문지르기

아이를 눕히거나 앉힌 다음 엄지손가락이나 집게손가락으로 눈 아래쪽 언저리를 옮겨가며 문지른다. 처음에는 눈 안쪽 코 옆의 정명혈을 50번 문지르고, 이어 눈동자 아래 오목하게 들어간 곳의 사백혈을 30번 문지른다. 그런 다음 사백혈과 눈꼬리 중간에 있는 구후혈을 50번 문지르고, 눈꼬리 바깥쪽 조금 옆인 눈구멍 바깥쪽 가장자리의 동자료혈을 200번 문지른다.

### 발바닥 반응구역 만지기

머리의 반응구역인 엄지발가락 전체와 눈의 반응구역인 둘째 발가락과 셋째 발가락 마디와 뿌리를 주무른다. 콩팥과 간의 반응구역도 문지른다.

# 중이염으로 귀가 아플 때



귓속 가운데귀(중이) 점막에 화농성 병원균이 들어가 염증을 일으키면 중이염(가운데귀염)이 된다. 아이들은 감기나 폐렴, 비염에 걸리면 중이염이 되는 수가 많다. 귀를 다쳤거나 귓속을 자주 파서 상처를 내면 쉽게 염증이 생기기도 한다. 급성 중이염이 되면 귓속이 벌겋게 붓고 열이 펄펄 나며 통증이 매우 심하다. 만성 중이염은 귓속이 늘 아프고 고름까지 흐르며 청력에도 문제가 생긴다.

중이염은 치료 기간도 길고 자칫하면 만성 질환이 되어 청력이 약해질 수 있으므로 완전히 나을 때까지 치료해야 한다. 그리고 중이염에 도움이 되는 다음과 같은 방법으로 꾸준히 주물러준다.

## 귀 앞 청궁혈 문지르기

엄지손가락으로 귀 앞의 청궁혈을 200번 문지르고, 손바닥 아랫부분으로 귀뿌리 부위를 200번 문지른다.

## 목뒤 아문혈 만지기

한 손으로 아이의 이마를 받치고 다른 손 엄지손가락 끝으로 목뒤의 목뼈 셋째와 넷째 마디 사이 오목한 곳의 아문혈을 50번

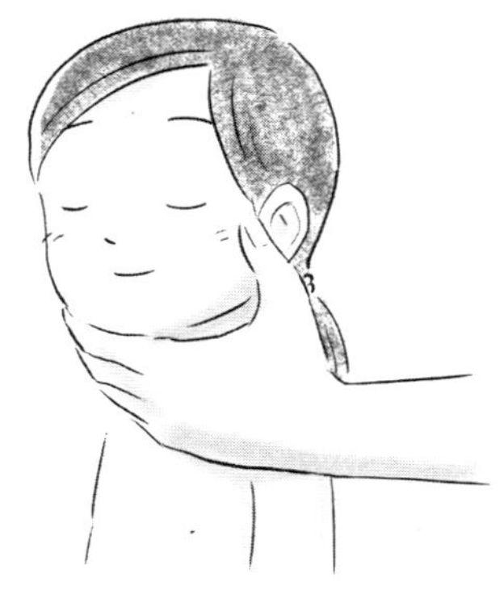

귀 앞 청궁혈 문지르기

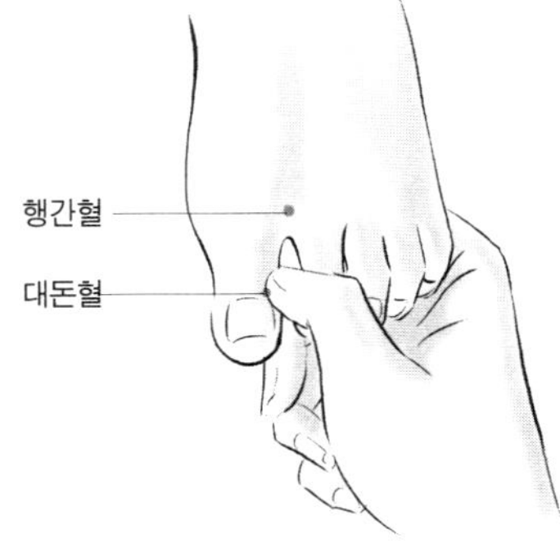


엄지발가락 대돈혈과 행간혈 문지르기

세게 누른 다음 다시 50번 문지른다.

### 엄지발가락 대돈혈 문지르기

엄지발가락 발톱 바깥쪽 위 모서리 조금 뒤에 있는 대돈혈을 엄지손가락으로 200번 문지른다.

### 엄지발가락 행간혈 문지르기

엄지발가락과 둘째 발가락이 갈라지는 곳에서 발등 쪽으로 조금 올라간 곳의 행간혈을 엄지손가락으로 200번 문지른다.

### 발바닥 반응구역 만지기

귀의 반응구역인 넷째 발가락과 새끼발가락 마디와 뿌리를 주무른다. 또 부신과 콩팥, 지라의 반응구역도 주무른다.

# 이가 아플 때

아이들은 이가 잘 썩기 때문에 이와 잇몸이 자주 아프다. 청량음료나 단것을 입에 달고 있기도 하고, 양치질을 잘 하지 않기 때문이기도 하다. 이가 썩는 것을 막기 위해서는 양치질을 부지런히 해주고 음식물이 입 안에 머무는 시간을 줄여야 한다. 양치질을 할 때는 혓바닥까지 닦아야 입 안이 깨끗해진다.

또한 평소 이닦기는 물론이고, 충치가 되기 전에 미리미리 정기적으로 치과에서 관리를 해주는 것이 무엇보다 중요하다. 이가 아플 때 다음과 같은 방법으로 주물러주면 통증을 덜 수 있다.

## 엄지손가락 위경 밀기

왼손으로 아이의 손을 받치고 오른손 엄지손가락으로 아이의 엄지손가락 첫째 마디에서 둘째 마디 아래까지의 위경을 100번 곧게 밀어준다.

## 손바닥 소천심혈 문지르기

가운뎃손가락으로 손바닥 쪽 엄지손가락 두덩과 새끼손가락 두덩이 만나는 오목한 곳의 소천심혈을 100번 문지른다.

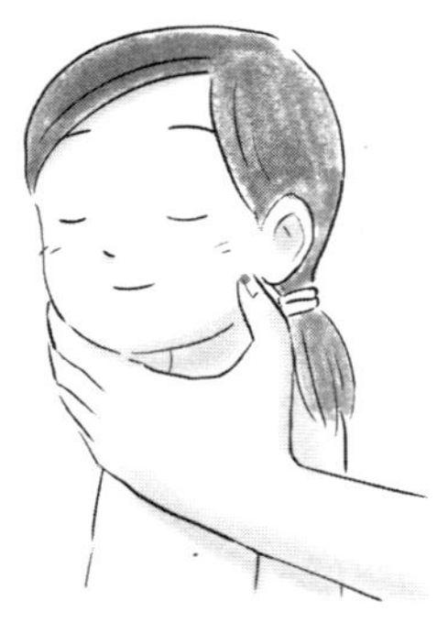

얼굴 협거혈 문지르기

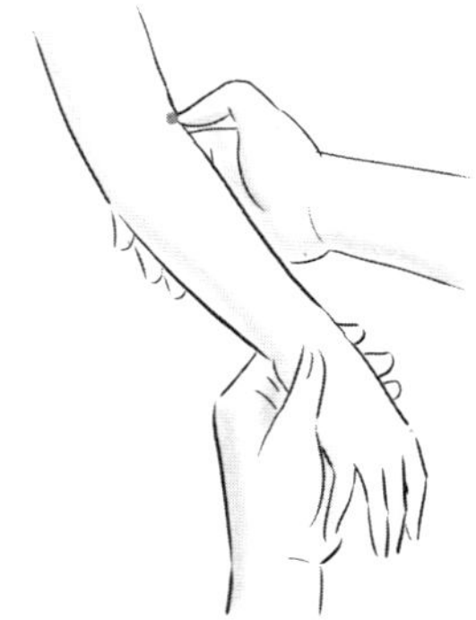

팔뚝 곡지혈 누르기

### 손 합곡혈 문지르기

한 손으로 아이의 손바닥을 받치고 다른 손 엄지손가락 끝으로 엄지손가락과 집게손가락 사이의 합곡혈을 50번 문지른다. 또는 엄지손가락과 집게손가락으로 합곡혈을 맞잡고 50번 비벼준다.

### 얼굴 협거혈 문지르기

네 손가락으로 아이의 턱을 받치고 엄지손가락 끝으로 아래턱뼈 모서리와 귓불을 이은 곳 앞의 협거혈을 10번 누른 다음 100~200번 문지른다.

### 팔뚝 곡지혈 누르기

한 손으로 아이의 손목을 잡고 다른 손 엄지손가락 끝을 팔꿈치를 구부리면 팔꿈치 바깥쪽에 나타나는 선의 가장자리에 있는 곡지혈에 대고 20번 세게 누른다.

# 아구창으로 입이 헐었을 때

아이가 입술과 잇몸, 혀 가장자리 부위가 헐어서 하얀 반점이 곳곳에 생기는 병을 아구창이라고 한다. 아구창은 아이들이 자주 걸리는 병 가운데 하나이다. 헌 곳이 몹시 아프며, 때로는 하얀 반점이 떨어지면서 피가 나기도 한다. 갓난아이가 혀에 허옇게 백태가 끼고 입안이 헐어 몹시 아파하는 것은 태열 때문에 생긴 아구창이다.

한의학에서는 '어린아이가 설사, 이질, 천식 따위를 앓은 뒤 심경心經과 비경脾經에 열이 쌓여 생긴다'고 본다. 아구창이 생기면 자극성 있는 음식을 먹이지 않고 며칠 푹 쉬게 하면 대개는 낫지만, 다음과 같은 방법으로 주물러주면 더 빨리 회복할 수 있다.

### 집게손가락 대장경 밀기

아이의 손을 세우고 엄지손가락 옆면으로 집게손가락 뿌리 쪽에서 손가락 끝으로 200번 곧게 밀어준다.

### 가운뎃손가락 심경 밀기

왼손으로 아이의 손바닥을 받치고 오른손 엄지손가락으로 아

이의 가운뎃손가락 첫째 마디 가로금에서 손톱 끝까지의 심경을
200번 곧게 밀어준다.

### 새끼손가락 신경 밀기
왼손으로 아이의 새끼손가락을 잡고 오른손 엄지손가락으로
새끼손가락 끝에서 손목 신문혈까지의 신경을 손목 쪽으로 200번
밀어준다.

### 손 합곡혈 문지르기
한 손으로 아이의 손바닥을 받치고 다른 손 엄지손가락 끝으
로 엄지손가락과 집게손가락 사이의 합곡혈을 50번 문지른다.
또는 엄지손가락과 집게손가락으로 합곡혈을 맞잡고 200번 비
벼준다.

### 팔뚝 천하수혈과 육부혈 밀기
한 손으로 아이의 손바닥을 잡아 움직이지 않게 하고 다른 손
집게손가락과 가운뎃손가락 또는 엄지손가락으로 아이의 손목에
서 팔꿈치까지, 곧 대릉혈에서 팔뚝 안쪽의 곡택혈까지 천하수혈
을 200번 밀어준다. 이어 한 손으로 아이의 팔뚝을 단단히 잡은
다음 다른 손 집게손가락과 가운뎃손가락으로 손목 가로금 바깥
쪽 신문혈에서 팔꿈치 뼈에 이르는 일직선인 육부혈을 팔꿈치에
서 손목 쪽으로 100번 밀어준다.

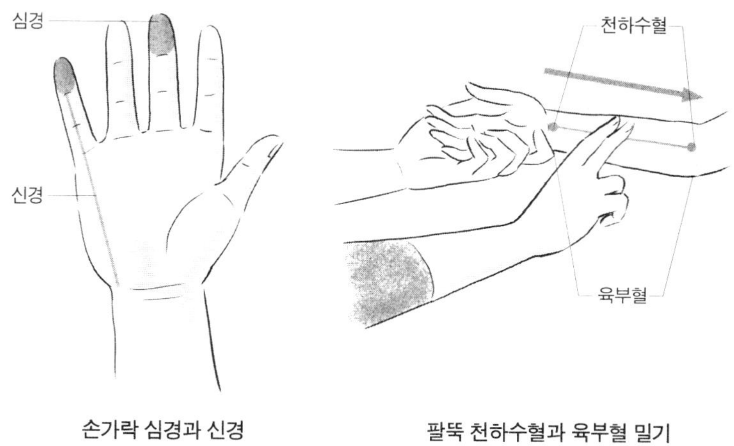



손가락 심경과 신경 　　　　　팔뚝 천하수혈과 육부혈 밀기

## 다리 족삼리혈 문지르기

아이를 눕히거나 앉혀놓고 다리를 굽힌 다음 엄지손가락으로 무릎 바깥쪽 아래 족삼리혈을 누르고 100번 문지른다.

## 발바닥 용천혈 만지기

한 손으로 아이의 발꿈치를 잡고 다른 손 엄지손가락으로 발바닥 한가운데 조금 위의 용천혈을 누른 다음 발가락 방향으로 100번 밀어준다.

## 발바닥 반응구역 만지기

간과 지라, 위턱과 아래턱, 목과 어깨 림프의 반응구역을 주무른다.

# 코피가 날 때

아이들이 놀다가 콧등을 부딪치거나 코를 심하게 파면 코피가
날 때가 있다. 대개는 코안의 실핏줄이 터진 것이기 때문에 한 번
터지면 조금만 자극을 주어도 자꾸 터지게 된다. 날이 건조하거
나 몸에 속열이 있어 콧속이 말라도 코피가 잘 난다. 코피를 자주
많이 흘리는 것이 아니라면 크면서 차츰 나아진다.

그러나 코피가 한 번 나면 좀처럼 멈추지 않고 계속 흐르거나,
덩어리가 나올 정도로 너무 많이 흘린다면 어딘가 이상이 생긴
것이다. 심할 때는 코피로 인해 빈혈이 생기기도 한다. 이럴 때는
혹시 다른 병이 아닌지 병원에 가서 진찰을 받아보는 것이 좋다.
단순히 코피를 자주 흘리는 것뿐이라면 콧속을 마르지 않게 해주
면서 다음과 같은 방법으로 주물러주면 좋다.

### 엄지손가락 위경 밀기

엄지손가락으로 아이의 엄지손가락 첫째 마디에서 둘째 마디
아래까지의 위경을 200번 곧게 밀어준다.

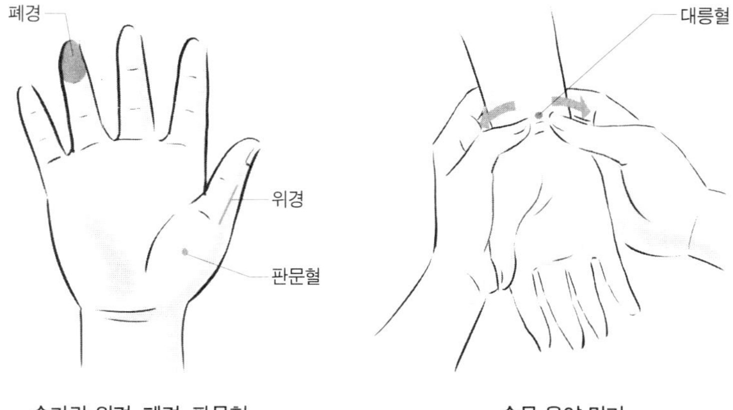


손가락 위경, 폐경, 판문혈      손목 음양 밀기

### 가운뎃손가락 단정혈 누르기

가운뎃손가락 손톱 뿌리 양쪽에 단정혈이 있다. 손가락 끝에서 보아 왼쪽을 좌단정, 오른쪽을 우단정이라고 한다. 엄지손가락 손톱으로 우단정혈을 피가 멈출 때까지 세게 누른다.

### 넷째 손가락 폐경 밀기

엄지손가락으로 아이의 넷째 손가락 첫째 마디 가로금에서 손톱 끝까지의 폐경을 100번 곧게 밀어준다.

### 손바닥 판문혈 문지르기

한 손으로 아이의 손바닥을 잡고 다른 손 엄지손가락으로 엄지손가락 두덩의 판문혈을 100번 문지른다.

### 손목 음양 밀기

아이의 손바닥을 위로 오게 해 손목을 잡고 양손 엄지손가락으로 아이의 손목 한가운데 대릉혈을 중심으로 손목 가로금을 양옆으로 밀어준다.

### 팔뚝 천하수혈 밀기

한 손으로 아이의 손바닥을 잡아 움직이지 않게 하고 다른 손 집게손가락과 가운뎃손가락 또는 엄지손가락으로 아이의 손목에서 팔꿈치까지, 곧 대릉혈에서 팔뚝 안쪽의 곡택혈까지 천하수혈을 100번 밀어준다.

### 코 만지기

코피가 흐를 때는 고개를 뒤로 젖히거나 눕히지 말고 고개를 약간 숙이게 해서 코피가 저절로 흐르게 한 다음 엄지손가락과 가운뎃손가락으로 아이의 콧등 가운데를 꽉 집어준다. 대개는 코피가 금방 멈춘다.

### 발바닥 반응구역 만지기

이마와 코의 반응구역을 주무른다.

갓난아이는 침을 많이 흘린다. 입안 구조가 얕기 때문이기도 하고 침 자체가 워낙 많이 나오기도 한다. 앞섶이 흥건하게 젖을 만큼 침을 흘려 턱받이를 하지 않으면 안 될 때도 많다. 보기에는 걱정스러울지 몰라도 이것은 정상이다. 그렇지만 돌이 지난 아이가 자기도 모르게 늘 입가에 침을 흘리고 있다면 좋지 않다. 대개 이런 아이들은 얼굴빛이 누렇거나 창백하고 기운이 없다. 한의학에서는 이렇게 오랫동안 침을 흘리는 것은 '비위의 기운이 약하기 때문'으로 본다. 소화 기능을 튼튼히 하고 기운을 북돋을 수 있도록 음식과 생활습관을 관리해야 한다. 또 다음과 같은 방법으로 주무르기도 꾸준히 해주도록 한다.

### 엄지손가락 비경 밀기

엄지손가락이나 집게손가락과 가운뎃손가락으로 엄지손가락 바깥쪽 옆선의 비경을 손가락 뿌리에서 손가락 끝으로 100번 민 다음 반대 방향으로 다시 100번 밀어준다.

### 손바닥 판문혈 문지르기

한 손으로 아이의 손바닥을 잡고 다른 손 엄지손가락으로 엄지손가락 두덩의 판문혈을 300번 문지른다.

### 얼굴 인중혈과 승장혈 누르기

엄지손가락 끝을 아이의 코끝 아래 인중 홈에 있는 인중혈에 대고 5~10번 지그시 누른다. 이어 입술 아래 홈 가운데 있는 승장혈을 손가락 끝으로 5~10번 지그시 누른다.

### 배 문지르기

아이를 눕히고 엄지손가락 아래 두덩으로 아이의 배꼽을 중심으로 시계 반대 방향으로 배를 문지른다. 처음에는 작게 시작해 원을 점점 크게 그리면서 배 전체를 천천히 30~50번 문지른다.

### 배 중완혈 밀기

아이를 반듯하게 눕힌 다음 양손 엄지손가락으로 배꼽 위쪽의 중완혈에서 배꼽 양쪽으로 20~50번 밀어낸다.

### 등허리 비수혈과 위수혈 문지르기

양손 엄지손가락이나 가운뎃손가락으로 11번과 12번 가슴등뼈(제11, 12 흉추 가시돌기) 사이 양옆의 비수혈을 100번 누르면서 문지른다. 또는 집게손가락과 가운뎃손가락을 동시에 누르면서 문지른다. 그런 다음 가장 아래쪽 가슴등뼈(제12흉추 가시돌기)와 허리뼈

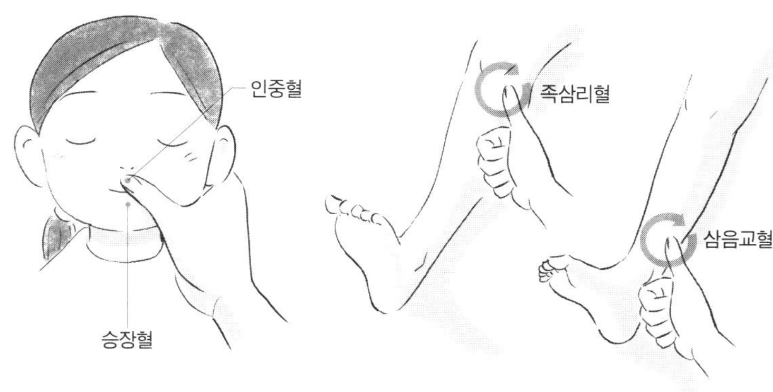


얼굴 인중혈과 승장혈 누르기　　　　다리 족삼리혈과 삼음교혈 문지르기

사이 옆에 있는 위수혈을 양손 엄지손가락이나 가운뎃손가락으로 100번 누르면서 문지른다.

### 다리 족삼리혈과 삼음교혈 문지르기

아이를 눕히거나 앉혀놓고 다리를 굽힌 다음 한 손 또는 양손 엄지손가락으로 무릎 바깥쪽 아래 족삼리혈을 누르고 시계 방향으로 100번 문지른다. 그런 다음 양손 엄지손가락으로 발 안쪽 복사뼈 중심 위의 삼음교혈을 힘을 조금 주어 시계 방향으로 100번 문지른다.

### 발바닥 반응구역 만지기

지라와 위의 반응구역을 주무른다.

# 살갗과 뼈, 그 밖의 온몸 증상

부스럼이 생겼을 때

땀이 너무 많이 날 때

성장통이 있을 때

척추 옆굽음증으로 등뼈가 휘었을 때

더위를 먹었을 때

뇌전증(간질)

차멀미가 날 때

주의력결핍 과잉행동장애(ADHD)

손발에 힘이 없을 때

# 부스럼이 생겼을 때



부스럼은 살갗에 나는 종기를 말한다. 부스럼이 생기는 원인은 여러 가지가 있다. 살갗을 깨끗하게 관리하지 못해 털구멍으로 곪는 균이 들어가 염증을 일으키기도 하고, 알레르기를 일으키는 물질과 닿았거나 음식을 먹었을 때도 부스럼이 생긴다. 새우, 게와 같은 해산물이나 복숭아의 털, 꽃가루 따위는 알레르기를 잘 일으키는 물질이다. 음식을 잘못 먹어 생긴 급성 부스럼은 대개 온몸에 돋는데 며칠이 지나면 가라앉기도 한다. 급성 부스럼이 낫지 않으면 만성이 되는데, 만성이 되면 짧게는 몇 달, 길게는 몇 년씩 아이를 괴롭히기도 한다.

부스럼은 처음에는 빨간 뾰루지가 돋다가 조금 심해지면 고름이 생기기도 하고, 살갗이 벗겨지기도 한다. 따갑고 아프며 몹시 가렵기도 한데, 찬바람을 맞으면 더 심해지기도 한다.

아토피성 피부염은 만성 부스럼의 한 종류이다. 한의학에서는 '몸 안의 독과 바깥의 나쁜 기운이 만나면 만성 부스럼이 된다'고 본다. 몸 안의 피가 맑지 못하고 열이 있거나 어혈이 있으면 아토피성 피부염이 잘 생기는 체질이 된다. 이때는 살갗이 가렵다고 긁고 나면 자주색으로 자국이 났다가 점점 넓게 퍼지며, 곪기도 하고 벗겨지기도 하고 진물이 흐르기도 한다. 대체로 아토피가 있는 아이들은 눈언저리가 거무스레하다.

급성이든 만성이든 부스럼이 생기면 평소 음식에 신경을 많이 써야 한다. 식품 첨가물이 들어간 가공식품이나 즉석식품류, 흰쌀밥, 흰밀가루는 먹이지 말아야 하며, 현미밥이나 통밀식품을 먹이도록 한다. 더운 물에 오래 목욕하는 것도 좋지 않다. 맑은 공기를 쐬는 바람목욕(풍욕)은 아토피성 피부염에 좋다.

만성 부스럼은 한두 가지 단방 처방으로 단숨에 낫는 병이 아니라 몇 년 혹은 수십 년 간 계속되는 고질병이므로 끈기를 가지고 치료해야 한다. 다음과 같은 주무르기 방법은 급성과 만성 부스럼뿐 아니라 습진이 생겼을 때도 쓸 수 있다. 습진은 날씨가 덥거나 습도가 높을 때 잘 생기는 피부질환으로, 벌겋게 뾰루지가 났다가 이어 살갗이 갈라지고 거칠어진다.

## 엄지손가락 비경 문지르기

엄지손가락으로 아이의 엄지손가락 바깥쪽 옆선의 비경을 손가락 뿌리에서 손가락 끝으로 50번 문지른다.

## 집게손가락 대장경 밀기

아이의 손을 세우고 엄지손가락 옆면으로 집게손가락 뿌리에서 손가락 끝으로 100번 곧게 밀어준다.

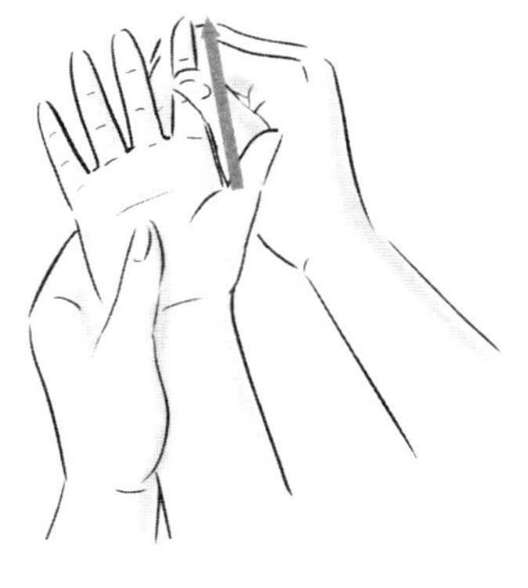

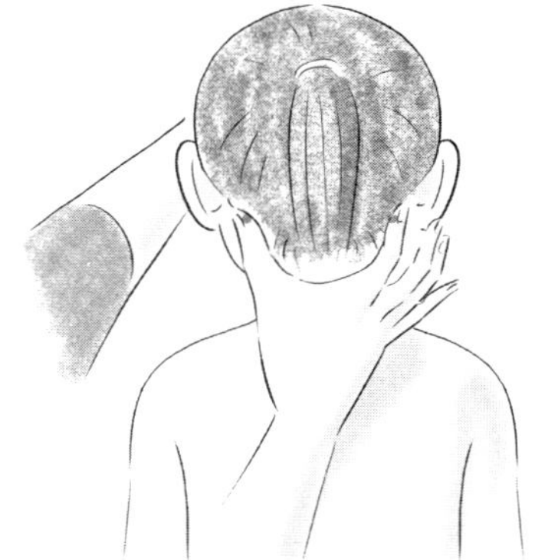

집게손가락 대장경 밀기         목덜미 풍지혈 만지기

### 목덜미 풍지혈 만지기

양손 엄지손가락으로 목뒤 머리카락이 나기 시작한 곳 양쪽 오목한 곳의 풍지혈을 힘주어 50번 누르거나, 누르고 비빈다. 또는 한 손으로 아이의 머리를 움직이지 않게 잡고 다른 손 엄지손가락과 집게손가락으로 세게 문지른다.

### 가슴 단중혈 문지르기

아이를 눕히고 엄지손가락으로 가슴 한가운데 단중혈을 200번 문지른 다음 양손 엄지손가락으로 젖꼭지 옆까지 쓸어준다.

### 배꼽 문지르기

아이를 반듯하게 눕히고 손바닥 아랫부분으로 아이의 배꼽을

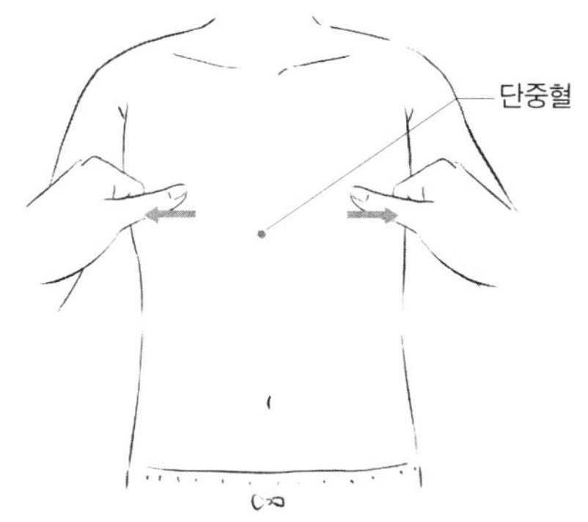
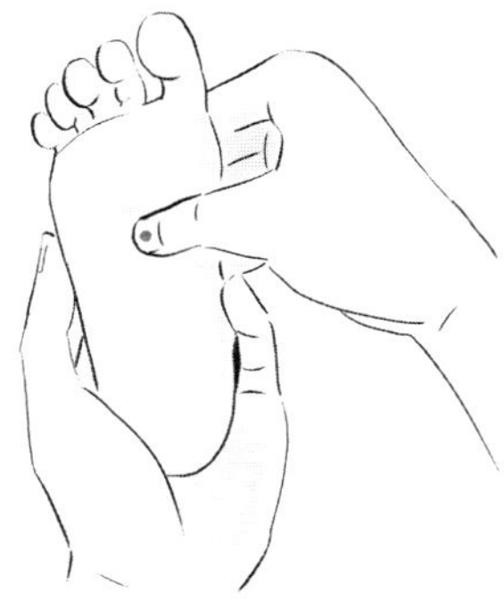



가슴 단중혈 문지르기          발바닥 용천혈 만지기

200번 문지른다.

### 등허리 신수혈과 대장수혈 비비기

2번과 3번 허리뼈(제2, 3 요추 가시돌기) 사이 양옆의 신수혈과 4번과 5번 허리뼈 사이 양옆의 대장수혈을 손바닥으로 비비되 힘을 주어 뜨거워지도록 비벼준다.

### 다리 족삼리혈과 삼음교혈 문지르기

아이를 눕히거나 앉혀놓고 다리를 굽힌 다음 엄지손가락으로 무릎 바깥쪽 아래 족삼리혈을 누르고 시계 방향으로 100번 문지른다. 그런 다음 엄지손가락에 힘을 조금 주어 발 안쪽 복사뼈 위의 삼음교혈을 시계 방향으로 200번 문지른다.

### 발바닥 용천혈 만지기

한 손으로 아이의 발꿈치를 잡고 다른 손 엄지손가락으로 발바닥 한가운데 조금 위의 용천혈을 누르고 발가락 방향으로 100번 밀어준다.


### 발바닥 반응구역 만지기

부갑상샘, 간, 쓸개, 부신, 콩팥, 큰창자, 폐와 기관지, 흉부 림프, 복부 림프의 반응구역을 주무른다.

# 땀이 너무 많이 날 때

아이가 땀을 너무 많이 흘리는 듯해 보일 때가 있다. 아이들은 워낙 발육이 빠르고 몸의 신진대사가 활발해 조금만 움직여도 금세 땀이 나기 마련이다. 조금만 맵고 뜨거운 음식을 먹거나 조금만 긴장을 해도 얼굴과 머리, 손발에 땀이 줄줄 흐르는 아이가 있다. 심지어는 가만히 있어도 땀이 나기도 한다. 또 잠잘 때 땀을 흘리는 아이도 있다. 특히 머리와 등에 땀이 많이 나 베갯잇이 흥건히 젖을 정도이다. 밤마다 악몽을 꾸는 것이 아니라면 모두 정상으로 땀이 좀 많은 체질일 뿐 병은 아니므로 걱정하지 않아도 된다.

그러나 평소 그리 활발하지 않고 기운도 좀 없어 보이면서 감기에도 잘 걸리는 아이가 유독 땀이 많다면 걱정을 해야 한다. 이는 몸의 온도 조절 기능에 이상이 있다는 신호이다. 기초 체력이 약하거나 살갗이 튼튼하지 않기 때문에 땀이 나지 않거나, 적게 나야 할 때 오히려 땀이 많이 나면서 체력을 소모하는 것이다. 이때는 바람목욕(풍욕)을 가끔 시켜주고, 그리 차거나 뜨겁지 않은 물로 냉온욕을 시켜주면 살갗을 단련하는 데 도움이 된다. 또 체력을 보호해주면서 다음과 같은 방법으로 주물러주면 땀을 줄이는 데 효과가 있다.

### 엄지손가락 비경 밀기

엄지손가락이나 집게손가락과 가운뎃손가락으로 아이의 엄지손가락 바깥쪽 옆선의 비경을 손가락 끝에서 손가락 뿌리 쪽으로 200번 밀어준다. 또는 엄지손가락 지문 면을 시계 방향으로 문지른다.

### 넷째 손가락 폐경 밀기

왼손으로 아이의 넷째 손가락을 잡고 오른손 엄지손가락으로 아이의 넷째 손가락 끝에서 첫째 마디 끝으로 폐경을 100번 곧게 돌리면서 밀어준다. 또는 넷째 손가락 지문 면을 시계 방향으로 200번 문지른다.

### 새끼손가락 신경 밀기

왼손으로 아이의 새끼손가락을 잡고 오른손 엄지손가락으로 새끼손가락 끝에서 손목 신문혈까지의 신경을 손목 쪽으로 200번 밀어준다.

### 손바닥 소천심혈 문지르기

가운뎃손가락으로 손바닥 쪽 엄지손가락 두덩과 새끼손가락 두덩이 만나는 오목한 곳의 소천심혈을 200번 문지른다.

### 손목 음양 밀기

아이의 손바닥을 위로 향하게 해 손목을 잡고 양손 엄지손가락

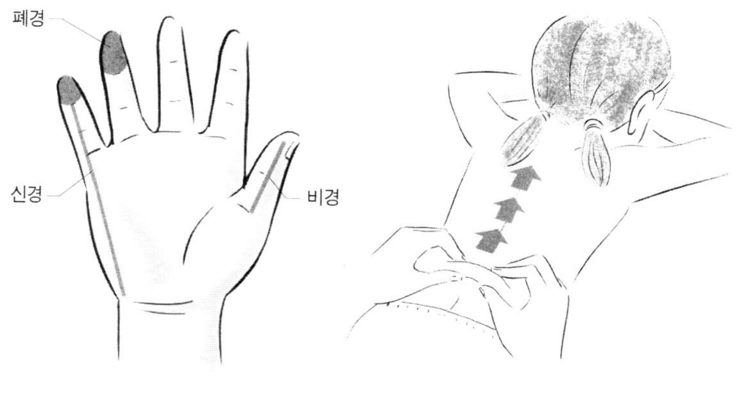



손가락 비경, 폐경, 신경       등뼈 집기

으로 아이의 손목 한가운데 대릉혈을 중심으로 손목 가로금 양옆으로 밀어준다.

## 등뼈 집기

양손을 벌려 아이의 등뼈(척추) 양쪽을 따라 아래에서 위로 살갗을 집어주면서 올라간다. 엉덩이에서 시작해 목 아래까지 집어준다.

## 발바닥 반응구역 만지기

지라와 폐, 콩팥의 반응구역을 주무른다.

# 성장통이 있을 때

일곱 살에서 열두 살 사이의 아이들이 가끔 아무 이유 없이 다리가 아프다고 할 때가 있다. 낮에 뛰어놀거나 움직일 때는 괜찮다가 쉬거나 잠자리에 들었을 때 아프다고 한다. 아이의 상태를 살펴보아 큰 이상이 없을 때는 대개 성장통이기 쉽다. 이는 뼈와 근육이 너무 빨리 자라다 보니 생겨나는 문제라고 보는 사람도 있지만, 원인이 명확히 밝혀지지는 않았다.

여자아이보다 사내아이에게서 더 많이 나타나고, 무릎이나 허벅지, 종아리 같은 곳이 아프다. 팔이 같이 아플 때도 있고, 때로는 몇 달씩 계속 아플 때도 있다. 낮에 잘 놀고, 뛰고 걷고 서 있는 것에 문제가 없으면 단순한 성장통으로 잘 쓰다듬거나 문질러주면 통증이 가신다. 다만, 혹시 다리나 팔에 정말 이상이 생겨 아픈 것일 수도 있으므로 주의해야 한다.

부어 있거나 상처가 있고 덩어리가 만져진다면 다른 질병일 수 있으므로 병원에 가봐야 한다. 또 발목이나 무릎을 돌리거나 앉았다 일어서는 것을 어려워할 때도 병원에 가야 한다. 그러나 단순한 성장통이라면 다음과 같은 주무르기 방법이 도움이 될 것이다.

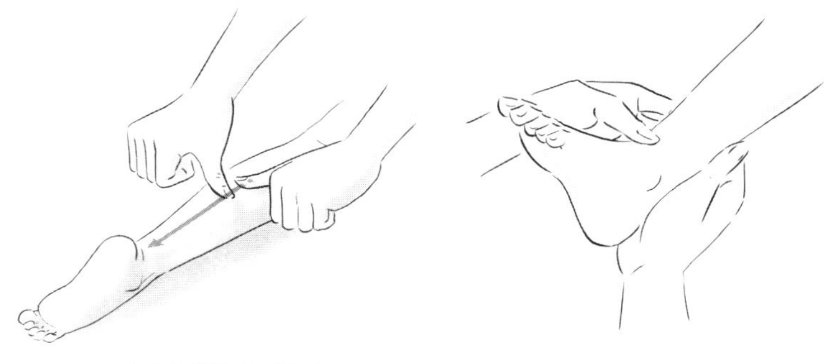

다리 승산혈 문지르기      발목 해계혈 문지르기

## 다리 만지기

아이를 반듯하게 눕히고 양쪽 손바닥을 대고 무릎에서 종아리 아래로 번갈아가며 몇 번 쓸어내린 다음 반대 방향으로도 쓸어준다. 그런 다음 종아리 앞과 장딴지 쪽을 함께 잡고 빨래를 주무르듯이 골고루 주물러준다. 이때 아픔을 느낄 만큼 세게 하지 말아야 한다.

## 다리 족삼리혈 문지르기

아이를 눕히거나 앉혀놓고 다리를 굽힌 다음 엄지손가락으로 무릎 바깥쪽 아래 족삼리혈을 100번 문지른다.

## 다리 승산혈 문지르기

양쪽 손바닥으로 아이의 종아리 장딴지 근육을 뜨거워질 때까지 문지르며 비벼준다. 그런 다음 양손 엄지손가락으로 장딴지 근육 한가운데 있는 승산혈을 100번 문지른다.


### 발목 해계혈 문지르기

아이의 발목 관절 가로금 한가운데 있는 해계혈을 엄지손가락으로 100번 문지른다.


### 발바닥 용천혈 만지기

한 손으로 아이의 발꿈치를 잡고 다른 손 엄지손가락으로 발바닥 한가운데 조금 위의 용천혈을 50번 누른다.

# 척추 옆굽음증으로 등뼈가 휘었을 때

아이의 등뼈가 한쪽으로 휜 경우가 있다. 이는 아이를 반듯하게 세워놓고 등을 보면 알 수 있다. 만약 한쪽 등뼈가 불룩 튀어나와 있다면 등뼈가 그쪽으로 휜 것이다. 또 몸을 그대로 앞으로 숙였을 때 한쪽 등이 더 높고 불룩하게 나와 있고, 앞에서 봤을 때도 양쪽 어깨 높이가 다르다. 이런 증상을 척추 옆굽음증(척추측만증)이라고 하는데, 성장기 아이나 청소년에게서 많이 볼 수 있다.

등뼈가 휘는 것은 일상생활에서 바른 자세로 생활하지 않기 때문이다. 의자에 앉을 때 습관적으로 한쪽으로 기울게 앉는다거나, 한쪽으로만 책가방이나 무거운 것을 들고 한쪽 팔만 쓰는 운동을 많이 하게 되면 등뼈가 휜다. 등뼈가 휘면 목이나 고개도 한쪽으로 기울어질 때가 많다.

휜 정도가 심하지 않을 때는 아이가 아무런 불편도 느끼지 않지만, 심해지면 운동을 하거나 몸을 크게 움직일 때 가슴이 답답하고 소화도 잘 되지 않는다. 그대로 놔두면 키가 크는 데도 문제가 생기고 머리가 아프거나 어깨결림까지 생기게 된다. 몸의 바른 성장을 위해서는 되도록 빨리 발견해 서둘러 치료를 해주어야 한다. 척추 옆굽음증을 예방하기 위해서는 몸을 자주 움직이고 흔들어주어야 하며, 어떤 자세로든 오래 앉아 있는 것은 피해야 한다.

몸을 주물러주는 것은 자세 교정에 특히 도움이 된다. 대개 뼈가 휘었다는 것은 그 방향으로 근육이 뭉치거나 굳었음을 뜻한다. 근육이 부드럽게 풀리고 적당한 힘을 가져야만 뼈도 바르게 잡아당겨 곧게 세울 수 있다. 다음과 같은 방법으로 꾸준히 몸을 주물러주도록 하자.

### 등허리 신주혈 문지르기

엄지손가락으로 3번과 4번 가슴등뼈(제3, 4 흉추 가시돌기) 사이 가운데 오목한 곳의 신주혈을 누르고 100번 문지른다.

### 등허리 명문혈 문지르기

엄지손가락으로 2번과 3번 허리뼈(제2, 3 요추 가시돌기) 사이 가운데 오목한 곳의 명문혈을 누르고 100번 문지른다. 손바닥 아랫부분으로 문질러도 된다.

### 등허리 만지기

아이를 엎드리게 하고 아이의 머리 쪽에서 손바닥을 아이 등에 나비 모양으로 벌려 양손 엄지손가락을 등뼈 가운데에 대고 손바닥을 양쪽으로 벌려서 댄다. 엄지손가락을 움직이지 않고 약간 힘을 주어 손바닥으로 등을 양쪽 방향으로 밀어내고는 다시 양쪽에서 등뼈 쪽으로 밀면서 모은다. 첫 번째 가슴등뼈부터 시작해 조금씩 아래로 내려가면서 엉덩이까지 밀기를 3번 되풀이한다.

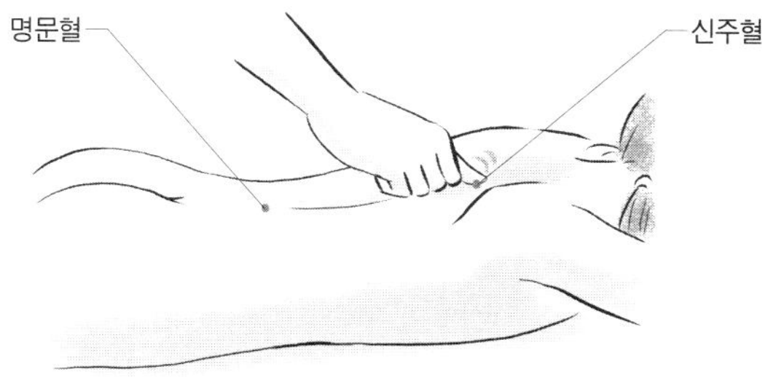

등허리 신주혈과 명문혈 문지르기

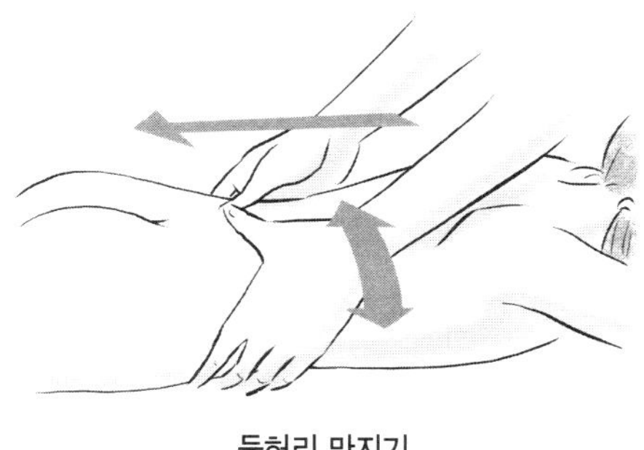

등허리 만지기

그런 다음 손바닥으로 등뼈 양쪽을 위에서 아래로 3번 문지르며 내려가고, 다시 아래에서 위로 3번 문지르며 올라간다.


발바닥 반응구역 만지기

엄지발가락 끝에서 뒤꿈치까지 이어진 선은 등뼈의 반응구역 이다. 한 손으로 아이의 발을 단단히 받치고 엄지손가락으로 이 곳을 누르며 내려가기를 10번 되풀이한다.

# 더위를 먹었을 때

여름에 아이가 오랫동안 열이 날 때가 있다. 여름 내내 열이 계속 나기도 하고, 열이 올랐다 내렸다 하기도 한다. 또한 바깥 기온에 따라 몸 상태도 함께 변하는데, 날씨가 더우면 열도 같이 올라 오후에 열이 더 높고 새벽에는 떨어지는 수가 많다. 아이는 목말라하면서 물을 많이 마셔 맑은 오줌을 누는데, 땀은 그다지 나지 않는다. 또 아이는 입맛을 잃어 밥을 잘 먹지 않고, 시원한 물만 마시려고 하며 늘어져 더위에 지친 모습을 보인다. 이를 두고 '더위를 먹었다'고 한다. 특히 세 살 아래의 어린 아이들과 체질적으로 더위에 약한 사람은 나이와 상관없이 더위를 잘 먹는다.

이는 몸의 온도를 조절하는 기능이 약해져 몸의 온도가 계속 내려가지 않고 몸을 지치게 하는 것이므로, 우선은 몸을 잘 식혀주는 데 신경 써야 한다. 그렇다고 에어컨을 세게 트는 것은 좋지 않다. 당장은 몸이 시원해서 좋지만, 더웠다 추웠다 하면서 체력을 더욱 떨어뜨린다. 또 몸의 온도를 떨어뜨리기 위해 차가운 물이나 얼음, 찬 음식을 먹이는 것도 좋지 않다. 더위를 먹었을 때 몸을 만져보면 손발은 뜨거운데 배는 얼음처럼 차가울 때가 있다. 이럴 때 차가운 음식을 먹으면 소화도 점점 더 안 되고 몸만 괴로워진다. 시원한 것을 먹고 싶어한다면 얼음보다는 참외나 수박 같은 여름 과일을 먹이는 것이 좋다. 녹두도 몸의 열을 내려주는 효과가 있으므로, 녹두묵(청포묵)이나 녹두죽을 먹이면 좋다.

더위를 잘 타는 사람일수록 여름이 되면 몸속을 따뜻하게 보호하고, 따뜻한 음식을 먹어 몸의 땀구멍이 활짝 열리도록 해야 한다. '열로 열을 다스린다'는 이열치열의 방법을 써야 하는 것이다. 목욕을 시킬 때도 차가운 물보다는 더운 물이 좋다. 다만, 열이 많이 오른다면 시원한 물로 몸을 닦아주고 더운 물로 목욕을 시킨 다음 시원한 수건으로 몸을 싸주면 좋다. 이런 방법들과 함께 다음과 같이 꾸준히 몸을 주물러주면 좋은 효과를 볼 수 있다.

### 넷째 손가락 폐경 밀기

아이의 넷째 손가락을 잡고 엄지손가락으로 아이의 넷째 손가락 끝에서 첫째 마디 쪽으로 폐경을 100번 곧게 밀어준다.

### 손바닥 소천심혈 문지르기

엄지손가락이나 가운뎃손가락으로 손바닥 쪽 엄지손가락 두덩과 새끼손가락 두덩이 만나는 오목한 곳의 소천심혈을 100번 문지른다.

### 손목 일와풍혈 문지르기

아이의 손바닥을 아래로 향하게 해 받쳐들고 집게손가락이나 가운뎃손가락으로 손등의 손목 주름 한가운데에 있는 일와풍혈

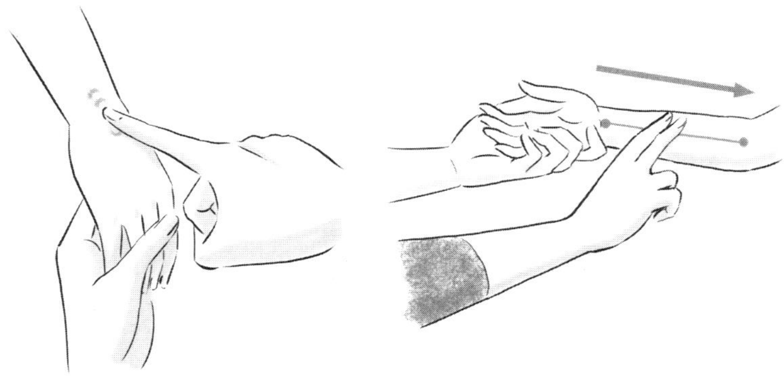

손목 일와풍혈 문지르기　　　　　　팔뚝 천하수혈 밀기

을 50~100번 문지른다.


### 팔뚝 천하수혈 밀기

한 손으로 아이의 손바닥을 잡아 움직이지 않게 하고 다른 손 집게손가락과 가운뎃손가락 또는 엄지손가락으로 아이의 손목에서 팔꿈치까지의 천하수혈을 100번 밀어준다.


### 발바닥 반응구역 만지기

머리와 뇌하수체, 뇌줄기와 소뇌, 위, 부신, 흉부 림프 반응구역을 주무른다.

아이가 몸을 떨면서 의식을 잃는 발작 증세가 계속된다면 뇌전증(간질) 또는 간풍에 걸린 것이다. 뇌전증의 증상은 갑자기 몸을 떨거나 몸이 빳빳하게 굳으면서 쓰러지고 입으로는 흰 거품 같은 침을 흘리고 머리를 뒤로 젖히고 비명을 지르기도 한다. 발작 시간은 1분에서 5분 정도이며, 발작이 끝난 뒤에는 깊은 잠에 빠졌다가 깨어나는데 대개는 발작한 것을 기억하지 못한다.

유전적인 경우도 있으나 독성 물질에 중독되거나 신경계를 다쳤을 때, 뇌종양에 걸렸을 때 뇌전증이 생긴다. 의식을 잃고 몸이 굳으며 쓰러지기 때문에 넘어지면서 크게 다치기도 하고, 본인 스스로도 심리적으로 큰 충격을 받으므로 일단 경련 발작이 일어나면 병원에서 정밀 검사를 받아 신중하게 치료해야 한다. 때에 따라서는 뇌신경계의 수술로 발작을 억제하기도 하고, 약물 치료를 하기도 한다. 발작을 자주 일으키는 경우에는 스스로가 전조 증상(병세가 생기기 전에 나타나는 증상)을 알아서 미리 발작을 억제하는 약을 먹어 조절하기도 한다.

뇌전증을 앓는 아이는 특히 더 세심하게 돌봐주어야 한다. 피곤하거나 잠이 부족하지 않게 하고, 신경을 흥분시키지 않도록 주의해야 한다. 신선하고 영양가 있는 음식을 골고루 먹이고 평소 편안하고 즐겁게 지낼 수 있게 해준다. 발작을 일으켰을 때는 몸을 떨고 뒤튼다고 해서 억지로 붙잡아 멈추려고 하지 말아야 한다. 오히려 바닥에 충격을 덜 수 있는 깔개나 옷을 깔아주고, 아이를 옆으로 눕힌 다음 허리띠나 단추를 끌러 옷을 헐겁게 해준다. 경련을 일으키다가 혀를 깨물기도 하므로 깨끗한 수건 같은 것을 입에 물려준다. 이때 숨을 잘 쉬고 침도 자연스럽게 흘러나와야 하므로 수건이 입 전체를 막아서는 안 된다. 위험하지 않은 납작한 물건을 깨끗한 수건에 싸서 물리는 것이 좋다. 발작을 멈춘 뒤에는 잠에 빠져드는데, 이때 의식이 있는지 확인하려고 자꾸 깨우기보다는 조용하고 어둑한 곳에서 푹 자게 놓아둔다.

발작을 할 때 주물러주는 것도 괜찮다. 다만, 몸을 심하게 떨고 있을 때는 통제가 어려우므로 살펴가며 하고, 숙달된 솜씨로 세게 주물러주는 것이 좋다. 어느 정도 발작이 멈추어갈 때는 세지 않게 충분히 주물러주도록 한다.


### 얼굴 협거혈 문지르기

아이를 앉히거나 반듯하게 눕히고 네 손가락으로 아이의 턱을 받치고 엄지손가락 끝으로 아래턱뼈 모서리와 귓불을 이은 곳 앞의 협거혈을 10번 누른 다음 200번 문지른다. 양쪽을 동시에 해도 되고 한쪽씩 해주어도 된다. 처음에는 가볍게 문지르다가 점차 세게 문지르며, 다 문지른 다음에는 볼 전체를 가볍게 문질러준다.

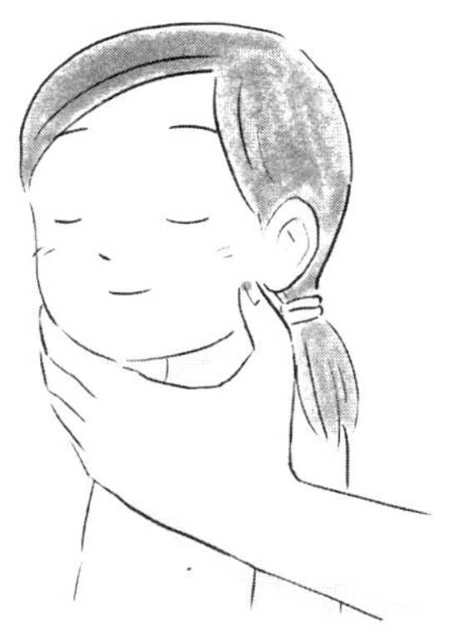

얼굴 협거혈 문지르기

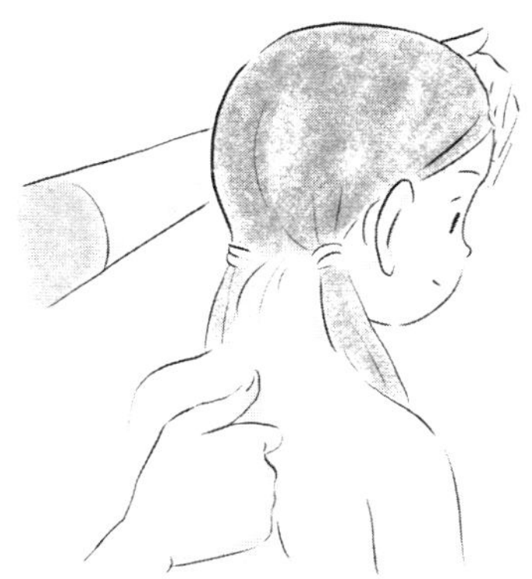

목덜미 대추혈 문지르기

## 목덜미 대추혈 문지르기

한 손으로 아이의 이마를 받치고 다른 손 엄지손가락 끝으로 목뼈와 가슴등뼈가 만나는 곳의 대추혈을 50번 누르거나 문지른다.

## 발바닥 반응구역 만지기

머리와 뇌하수체, 뇌줄기와 소뇌, 콩팥, 심장, 지라의 반응구역을 주무른다.

# 차멀미가 날 때

아이와 함께 차를 타고 가다가 아이가 멀미를 할 때가 있다. 아이는 어지러워하거나 메스꺼워하며 먹은 것을 토하기도 한다. 이럴 때 아이에게 시원한 바람을 쏘여주거나 노래를 불러 기분전환을 해주는 것도 한 방법이지만, 손과 발을 잘 주물러주면 증상을 많이 가라앉힐 수 있다. 특히 어지럽거나 토할 것 같은 증상에는 양쪽 발등에 있는 속귀 반응구역을 누르거나 주물러주면 효과가 좋다.

### 팔뚝 내관혈 문지르기

엄지손가락으로 손목 가로금에서 팔 안쪽 위로 손목 너비만큼 올라간 힘줄 한가운데의 내관혈을 지그시 누르고 100번 문지른다.

### 발바닥 용천혈 만지기

한 손으로 아이의 발꿈치를 잡고 다른 손 엄지손가락으로 발바닥 한가운데 조금 위에 있는 용천혈을 50번 누른다. 그런 다음 용천혈을 가로질러 옆으로 50번 밀어준다.

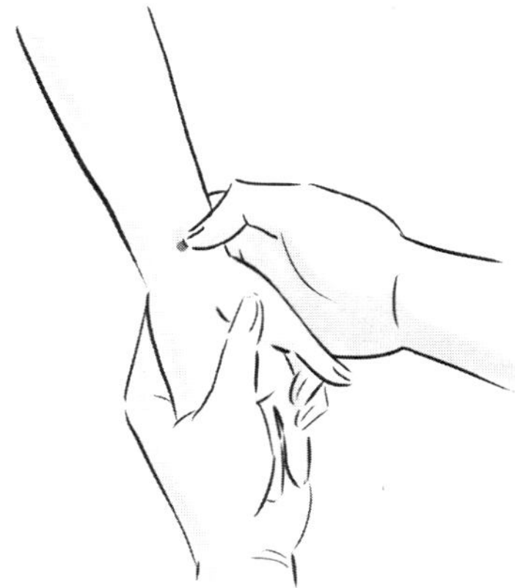

팔뚝 내관혈 문지르기

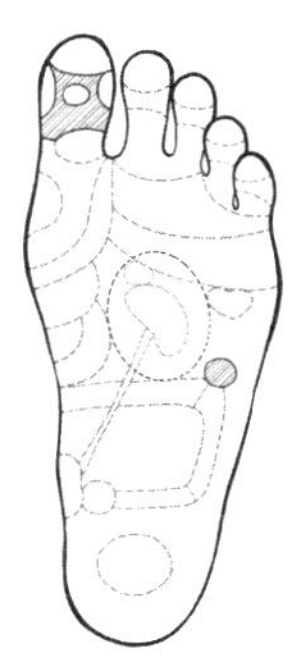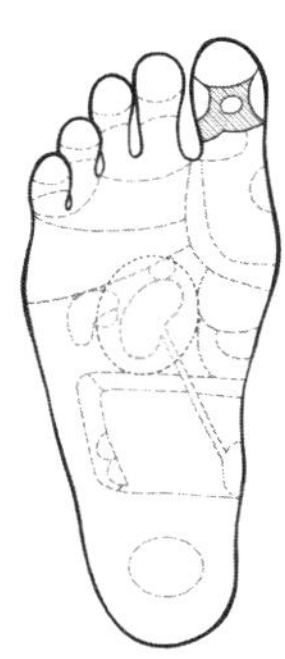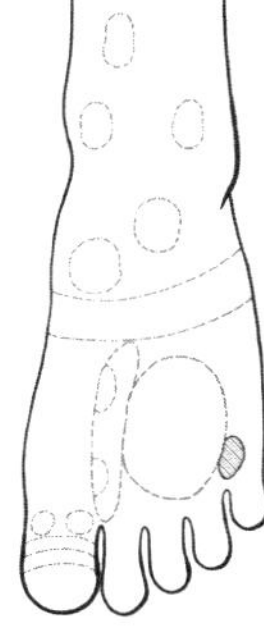

발바닥 반응구역 만지기

## 발바닥 반응구역 만지기

발등에 있는 속귀의 반응구역과 넷째 발가락 안쪽 마디를 누르
고 문지른다.

# 주의력결핍 과잉행동장애(ADHD)

아이들은 원래 부산하기 마련이다. 호기심도 많고, 집중력도 짧다. 몸의 신진대사가 활발한 만큼 움직임도 활발할 수밖에 없다. 차분히 앉아서 책만 보는 아이가 있다면 그것도 문제이다. 조금 더 활달하고 조금 더 차분한 것은 아이들의 기질에 따라 다르다. 하지만 문제는 가만히 있어야 하는 상황이 되면 어느 정도 참을 수 있느냐 없느냐 하는 것이다. 비정상적으로 부산한 아이들은 쉴새없이 움직이고 소리를 지르며 짜증과 화를 잘 낸다. 특히 주의력이 떨어져 남의 말을 듣지 않기 때문에 쉽게 행동을 막을 수 없다. 그러므로 집단생활에 적응을 못 하고, 또래들과 잘 어울려 놀지도 못한다. 이런 경우 과잉행동장애 또는 주의력결핍 과잉행동장애(ADHD)라는 진단을 내리기도 한다.

과잉 행동을 하는 아이는 자폐장애를 가진 경우도 있고, 자폐장애 없이 과잉 행동만 보이는 경우도 있다. 지능은 대개 정상이나 행동 특성상 학습에 문제가 있기 쉽다. 아이가 과잉 행동을 보인다면 소아정신과나 복지센터에서 정밀 검사를 받아 어느 정도의 장애인지, 혹시 후천적으로 환경의 영향이 있었던 것은 아닌지 알아본 다음 치료법을 찾아야 한다.

아이가 과잉행동장애 진단을 받으면 먼저 주변에 알려야 한다. 아이는 주의력과 위험한 상황에 대한 판단력이 떨어지므로 남은 물론이고 자기 자신도 위험에 빠뜨리는 행동을 한다. 그러므로 주변 사람들이 잘 알고 있어야 아이를 위험하지 않게 보호할 수 있다. 그 다음은 아이의 행동을 진정시킬 방법을 찾는다. 집중할 만한 놀이나 운동을 찾아서 같이 하는 것도 좋고, 좋아하는 음악을 듣게 하는 것도 좋다. 날마다 일정한 정도의 운동을 하는 것은 아이의 건강과 정서 발달을 위해서 좋은 일이다. 무엇보다 몸과 마음을 건강하게 발산할 수 있는 기회를 준다는 점에서 꼭 필요한 치유법이다.

엄마와 아빠는 안정적이고 밝은 태도를 보여야 한다. 늘 짜증을 내고 화를 낸다면 아이는 행동을 고치지 못한다. 엄마와 아빠는 늘 밝고 편안한 얼굴로 아이를 대하면서 아이와 마음을 나누고 싶어한다는 것을 적극적으로 보여주어야 한다. 몸을 주물러주는 것은 아이의 몸과 마음을 진정시켜 과잉 행동을 줄이는 효과를 얻을 뿐 아니라 엄마 아빠와 아이와의 교감을 깊고 넓게 해주는 작용을 한다. 다만, 처음에는 아이가 몸을 주무르는 동안 참지 못하고 빠져나갈 것이다. 그럴 때는 시간을 짧고 가볍게 하다가 조금씩 늘려나가도록 한다. 마침내 20분이나 30분 정도를 참을 수 있게 된다면 이미 과잉 행동은 많이 좋아진 것으로 보아도 될 것이다.


## 손바닥 문지르기

아이의 손바닥 한가운데 있는 내노궁혈을 엄지손가락으로 둥

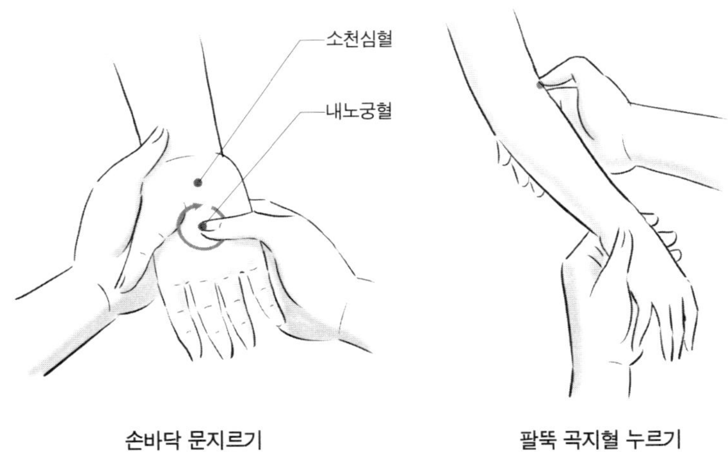



**손바닥 문지르기**

**팔뚝 곡지혈 누르기**

글게 돌리며 50번 문지른다. 이어 엄지손가락 두덩과 새끼손가락 두덩이 만나는 오목한 곳의 소천심혈을 내노궁혈 쪽으로 50번 밀거나 문지른다.

### 팔뚝 곡지혈 누르기

한 손으로 아이의 손목을 잡고 다른 손 엄지손가락 끝을 팔꿈치를 구부렸을 때 안쪽 가로금 가장자리에 있는 곡지혈에 대고 20번 세게 누른다.

### 머리 백회혈 문지르기

아이를 앉혀놓고 한 손으로 아이의 머리를 흔들리지 않게 잡은 다음 다른 손 엄지손가락으로 정수리의 백회혈을 누르고 시계 방향으로 돌리면서 50번 문지른다.

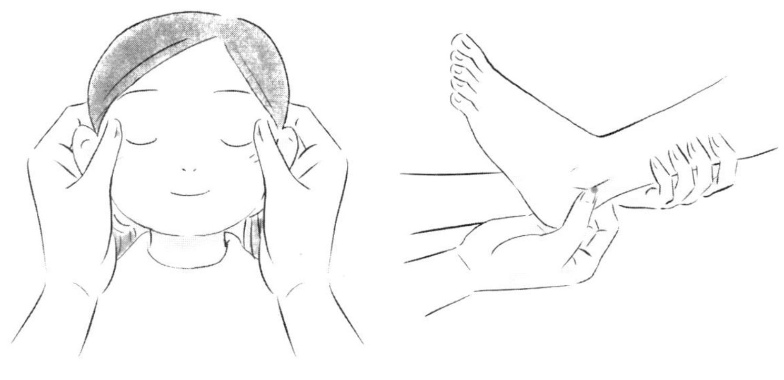

이마 태양혈 문지르기 다리 곤륜혈 문지르기

## 이마 만지기

엄지손가락이나 집게손가락과 가운뎃손가락으로 아이의 눈썹 사이 미간을 지그시 눌러주거나 비벼준다. 그런 다음 미간에서 머리카락 난 곳에 이르는 일직선인 천문혈을 양손 엄지손가락으로 번갈아 50번 곧게 올려 밀어준다.

## 이마 태양혈 문지르기

양손을 벌려 아이의 머리를 잡고 양손 엄지손가락으로 눈꼬리 옆 관자놀이 부위의 태양혈을 100번 돌리면서 문지른다.

## 목덜미 풍지혈 만지기

양손 엄지손가락으로 목뒤 머리카락이 나기 시작한 곳 양쪽 오목한 곳의 풍지혈을 50번 누르거나, 누르고 비벼준다. 또는 한 손

으로 아이의 머리를 움직이지 않게 잡고 다른 손 엄지손가락과
집게손가락, 가운뎃손가락으로 50번 문지른다.

### 등뼈 집기

양손을 벌려 아이의 등뼈(척추뼈) 양쪽을 따라 아래에서 위로 살
갗을 집어주면서 올라간다. 엉덩이에서 시작해 목 아래까지 3번
되풀이한다.

### 다리 곤륜혈 문지르기

아이를 앉히거나 눕힌 다음 엄지손가락으로 바깥 복사뼈와 아
킬레스건 사이의 곤륜혈을 50번 문지른다.

### 발바닥 용천혈 만지기

한 손으로 아이의 발을 잡고 다른 손 엄지손가락으로 발바닥
한가운데 조금 위의 용천혈을 50번 누른 다음 가로질러 옆으로
50번 밀어준다. 이어서 조금 위로 손가락을 옮겨 50번 문지른다.
그런 다음 한 손으로 발바닥을 잡고 다른 손 엄지손가락으로 엄
지발가락과 둘째 발가락, 셋째 발가락 끝을 여러 번 눌러준다.

# 손발에 힘이 없을 때

아이들은 생기 넘치고 활달한 것이 정상이다. 아이가 기운이 없다면 그것처럼 큰 걱정도 없을 것이다. 간혹 팔다리에 힘이 없어 잘 걷거나 물건을 잘 쥐지 못하고, 머리나 목에도 힘이 없이 한쪽으로 기울어진 아이가 있다. 입도 꽉 다물지 못해 벌리고 있거나 침을 흘리기도 하고, 혀가 나와 있기도 한다. 대체로 손발이 차고 소화 기능이 떨어지며 안색도 좋지 않다. 한의학에서는 비장과 신장이 약하고, 기와 혈이 허약해 생기는 증상으로 보고 있다.

이런 아이들은 어렸을 때부터 행동 발달 상황이 좋지 않은 경우가 대부분이다. 목 가누기, 몸 뒤집기, 엎드려 기기 따위가 느려서 운동신경이 충분히 발달하지 못한 것이다. 근육을 만져보면 단단하지 않고 얇거나 힘이 없으며, 운동신경도 둔해서 행동이 민첩하지 못하다. 이런 증상을 보인다면 날마다 꼼꼼하게 몸을 주물러주고, 힘을 주어 움직일 수 있도록 운동을 시켜줘야 한다. 그러나 신경이 활기를 띠고 근육에 힘이 붙는 것은 하루아침에 되는 일이 아니기 때문에 처음부터 크게 욕심을 내서는 안 된다. 꾸준히 사랑과 희망을 담아 주무르다 보면 차츰 온몸의 기혈이 생생하게 통하면서 근육도 단단해질 것이다.

다음과 같은 주무르기 방법은 운동신경 계통에 장애가 있거나, 마비 중상이 있는 경우에도 쓸 수 있다. 병원의 정밀한 진단과 물리치료, 침이나 뜸, 약과 함께 쓰도록 한다.

### 엄지손가락 비경 밀기

엄지손가락이나 집게손가락과 가운뎃손가락으로 엄지손가락 바깥쪽 옆선의 비경을 300번 밀어준다. 이때 손가락 끝에서 손가락 뿌리 쪽으로 밀어서 비경을 보호해준다.

### 집게손가락 간경 밀기

왼손으로 아이의 집게손가락을 잡고 오른손 엄지손가락으로 아이의 집게손가락 첫째 마디 가로금에서 손가락 끝으로 간경을 100번 곧게 밀어준다.

### 새끼손가락 신경 밀기

왼손으로 아이의 새끼손가락을 잡고 오른손 엄지손가락으로 새끼손가락 끝에서 손목 신문혈까지의 신경을 손목 쪽으로 400번 밀어준다.

### 손가락 액문혈 문지르기

한 손으로 아이의 손바닥을 받치고 다른 손 엄지손가락 끝으로 넷째 손가락과 새끼손가락이 갈라진 곳 아래에 있는 액문혈을 누르고 시계 방향으로 100번 문지른다.

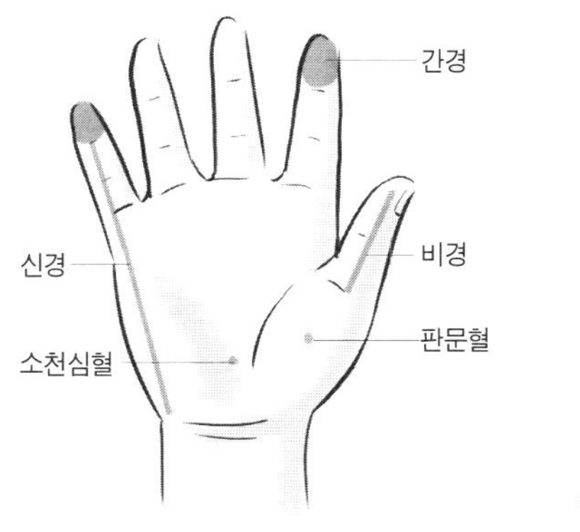
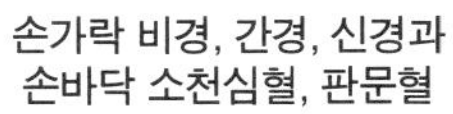


손가락 비경, 간경, 신경과
손바닥 소천심혈, 판문혈

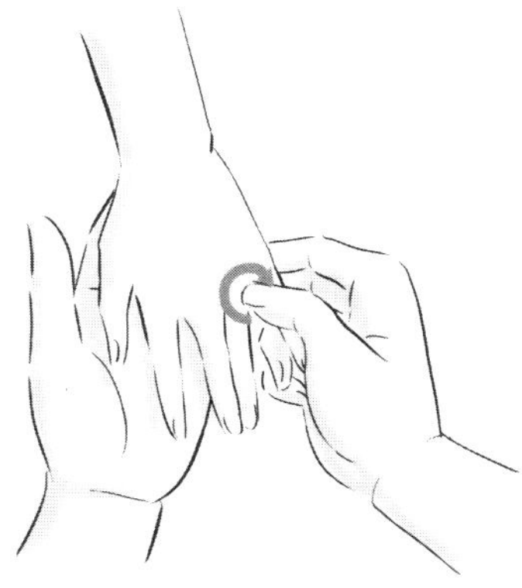

손가락 액문혈 문지르기

## 손바닥 소천심혈 문지르기

엄지손가락이나 가운뎃손가락으로 손바닥 쪽 엄지손가락 두덩
과 새끼손가락 두덩이 만나는 오목한 곳의 소천심혈을 400번 문
지른다.

## 손바닥 판문혈 문지르기

한 손으로 아이의 손바닥을 잡고 다른 손 엄지손가락으로 엄지
손가락 두덩의 판문혈을 150번 문지른다.

## 손등 외노궁혈 문지르기

엄지손가락이나 가운뎃손가락으로 아이의 손등 한가운데 있는
외노궁혈을 200번 문지른다.

### 팔뚝 삼관혈 만지기

한 손으로 아이의 손바닥을 잡아 움직이지 않게 하고 다른 손 집게손가락과 가운뎃손가락 또는 엄지손가락으로 아이의 손목에서 팔꿈치까지의 삼관혈을 100번 곧게 밀어 올린다.

### 어깨 견정혈 만지기

양손 엄지손가락과 집게손가락, 가운뎃손가락으로 어깨 근육 한가운데에 있는 견정혈을 3~4번 세게 쥐었다 놓았다 하거나 힘을 주어 주무른다.

### 등뼈 집기

양손을 벌려 아이의 등뼈(척추) 양쪽을 따라 아래에서 위로 살갗을 집어주면서 올라간다. 이때 엉덩이에서 시작해 목 아래까지 집어준다.

### 등허리 비수혈 문지르기

양손 엄지손가락이나 가운뎃손가락으로 11번과 12번 가슴등뼈(제11, 12 흉추 가시돌기) 사이 양옆에 있는 비수혈을 50번 누르면서 문지른다. 또는 집게손가락과 가운뎃손가락으로 동시에 누르면서 문지른다.

### 등허리 신수혈 문지르기

양손 엄지손가락이나 가운뎃손가락으로 2번과 3번 허리뼈(제2,

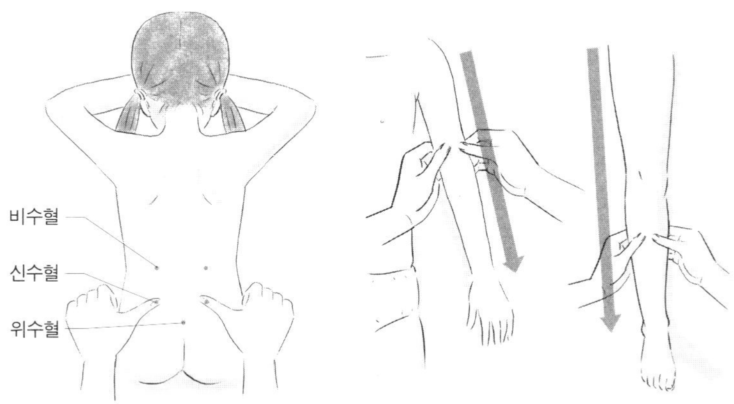

등허리 비수혈, 신수혈, 위수혈 문지르기　　　팔다리 집기

3 요추 가시돌기) 사이 양옆의 신수혈을 누르고 50번 문지른다. 또는 집게손가락과 가운뎃손가락으로 동시에 누르면서 문지른다.

## 등허리 위수혈 문지르기

양손 엄지손가락이나 가운뎃손가락으로 가장 아래쪽 가슴등뼈(제12번 흉추 가시돌기)와 허리뼈(요추) 사이 양옆의 위수혈을 50번 누르면서 문지른다.

## 팔다리 집기

아이를 반듯하게 눕히거나 엎드리게 한 다음 양손을 벌려 아이의 한쪽 팔을 마주 잡는다. 어깨부터 시작해 손목까지 꼭꼭 집어주면서 내려간다. 다른 쪽 팔도 같은 방법으로 집어준다. 그런 다음 다리를 집어주는데, 허벅지부터 복사뼈까지 팔과 같은 방법으로 꼭꼭 집어주면서 내려간다.


### 다리 족삼리혈 문지르기

아이를 눕히거나 앉혀놓고 다리를 굽힌 다음 엄지손가락으로 무릎 바깥쪽 아래 족삼리혈을 누르고 시계 방향으로 200번 문지른다.


### 다리 주무르기

엄지손가락을 장딴지 근육 한가운데 승산혈에 대고 힘을 주어 3~4번 주무른다.


### 발바닥 용천혈 만지기

한 손으로 아이의 발꿈치를 잡고 다른 손 엄지손가락으로 발바닥 한가운데 조금 위의 용천혈을 누르고 50번 문지른다. 그런 다음 용천혈을 가로질러 옆으로 50번 밀어준다. 이어서 조금 위로 손가락을 옮겨 다시 50번 문지른다.


### 발바닥 반응구역 만지기

발바닥 안쪽 엄지발가락 끝에서 뒤꿈치 부분까지 이어진 선은 등뼈에 해당하는 반응구역이다. 한 손으로 아이의 발을 단단히 받치고 엄지손가락으로 엄지발가락 끝에서 뒤꿈치 방향으로 거듭 10번을 누르며 내려간다. 그런 다음 뇌의 반응구역인 엄지발가락과 둘째 발가락, 셋째 발가락의 끝 부분을 엄지손가락으로 힘을 주어 3초 정도 누른다. 그리고 지라와 간, 콩팥, 위, 여러 내분비샘의 반응구역을 골고루 꼼꼼히 주무른다. 발바닥 전체를 잘 주무른다고 생각하면 된다.

# 찾아보기

약손문고 5

우리 애 몸 주물러
# 병 고치기

기획 | 민족의학연구원
원고 편집 | 김종옥
책임 편집 | 박민애
편집 | 김종현
그림 | 배철웅
디자인 | Studio Bemine
본문 편집 | 희수 Com
제작 | 심준엽
영업 | 박꽃님, 백봉현, 안명선, 안중찬, 윤정하, 이옥한, 조병범, 최민용, 최정식
콘텐츠 사업 | 위희진
홍보 | 김누리
경영 지원 | 유이분, 전범준, 한선희
인쇄 · 제본 | (주)상지사

1판 1쇄 펴낸 날 | 2011년 11월 4일
펴낸이 | 윤구병
펴낸 곳 | (주) 도서출판 보리
출판등록 | 1991년 8월 6일 제9-279호
주소 | 경기도 파주시 교하읍 문발리 파주출판도시 498-11 우편번호 413-756
전화 | 031-955-3535(영업) 031-955-3673(홍보)
전송 | 031-955-3533
홈페이지 | www.boribook.com
전자우편 | bori@boribook.com

**민족의학연구원**
연구실 | 김갑수, 박상리, 송종서, 송춘남, 안은수, 이경희, 전호근
경영 지원 | 문선영
주소 | 서울시 마포구 서교동 481-2 태복빌딩 402호
전화 | 02-322-3169
전송 | 02-322-3159
홈페이지 | www.kmif.org
전자우편 | iakson@empal.com

ⓒ 민족의학연구원, 2011




ISBN 978-89-8428-725-9 14510
ISBN 978-89-8428-553-8 (세트)
이 책의 국립중앙도서관 출판시도서목록(CIP)은 e-CIP
홈페이지(http://www.nl.go.kr/ecip)에서 볼 수 있습니다(CIP제어번호 : CIP2011004456).